Sissi Eichhorn-Schleinkofer

Mit **Hot Stones** entspannen

- Die Massagetechnik für mehr Vitalität
- Anleitungen für Selbstanwender

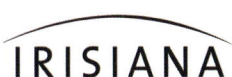

IRISIANA

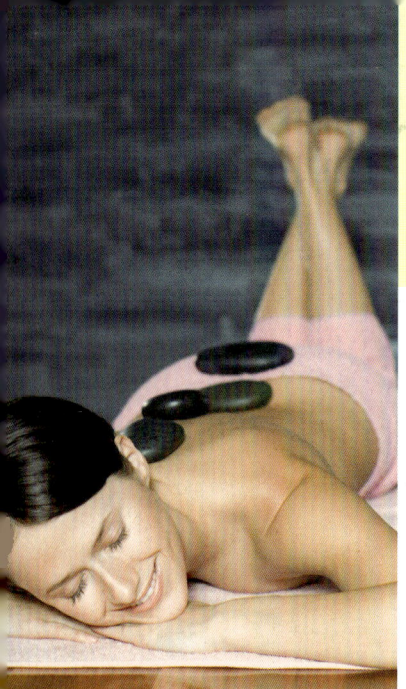

Inhalt

Warme Steine zaubern schnell ein Urlaubsgefühl herbei – auch mitten im Alltag.

Die ungewöhnlichen »Therapeuten« finden sich überall in der Natur.

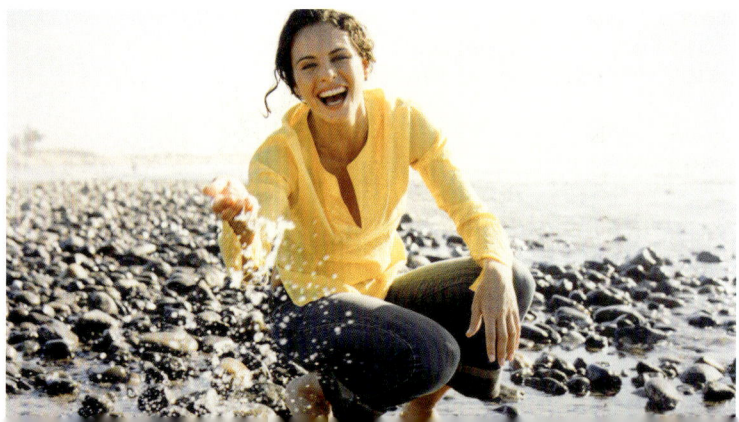

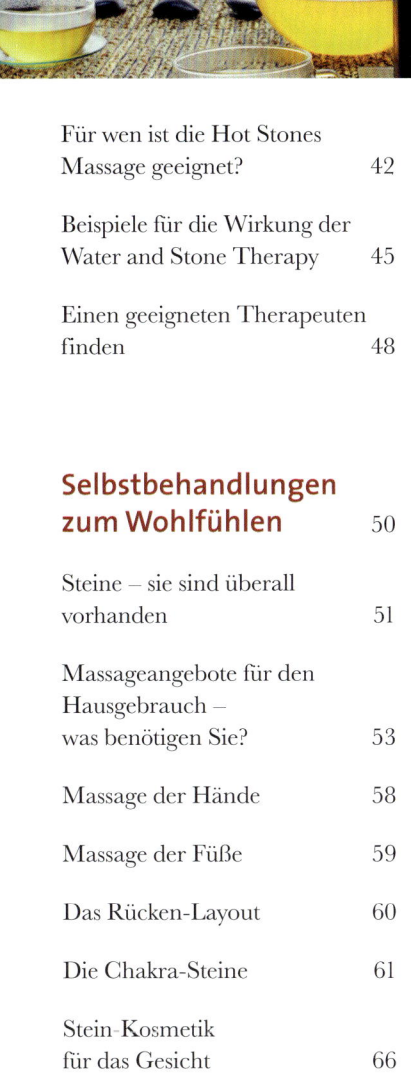

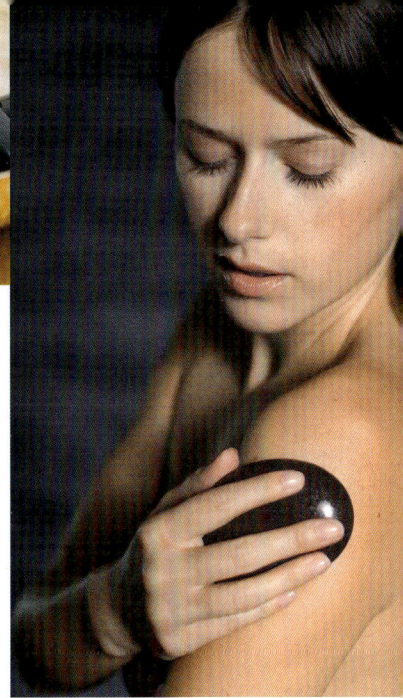

Selbstbehandlungen zum Wohlfühlen

Massagen mit heißen Steinen bieten heilsame und zugleich sinnliche Erlebnisse.

Viele Menschen fühlen sich sofort von den glatten, runden Steinen angezogen.

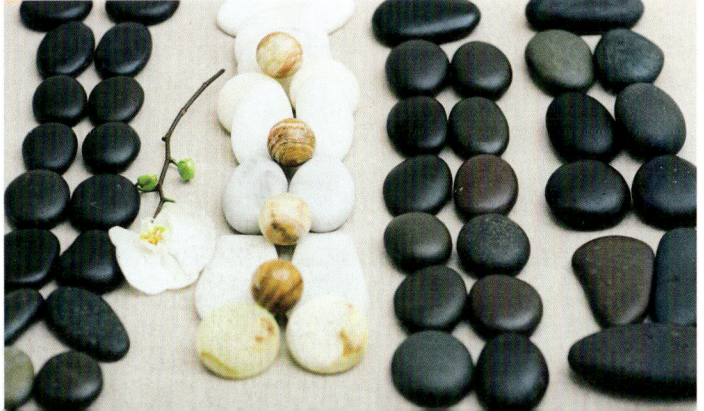

Mit Steinen leben

Steine sind in unserem Leben allgegenwärtig. Lenkt man erst einmal die Aufmerksamkeit darauf, wird man sie überall entdecken – in ihrer natürlichen Form und als vom Menschen geschaffene Artefakte. Steine faszinieren – und sie helfen uns Menschen seit jeher auch bei der Heilung verschiedener Beschwerden.

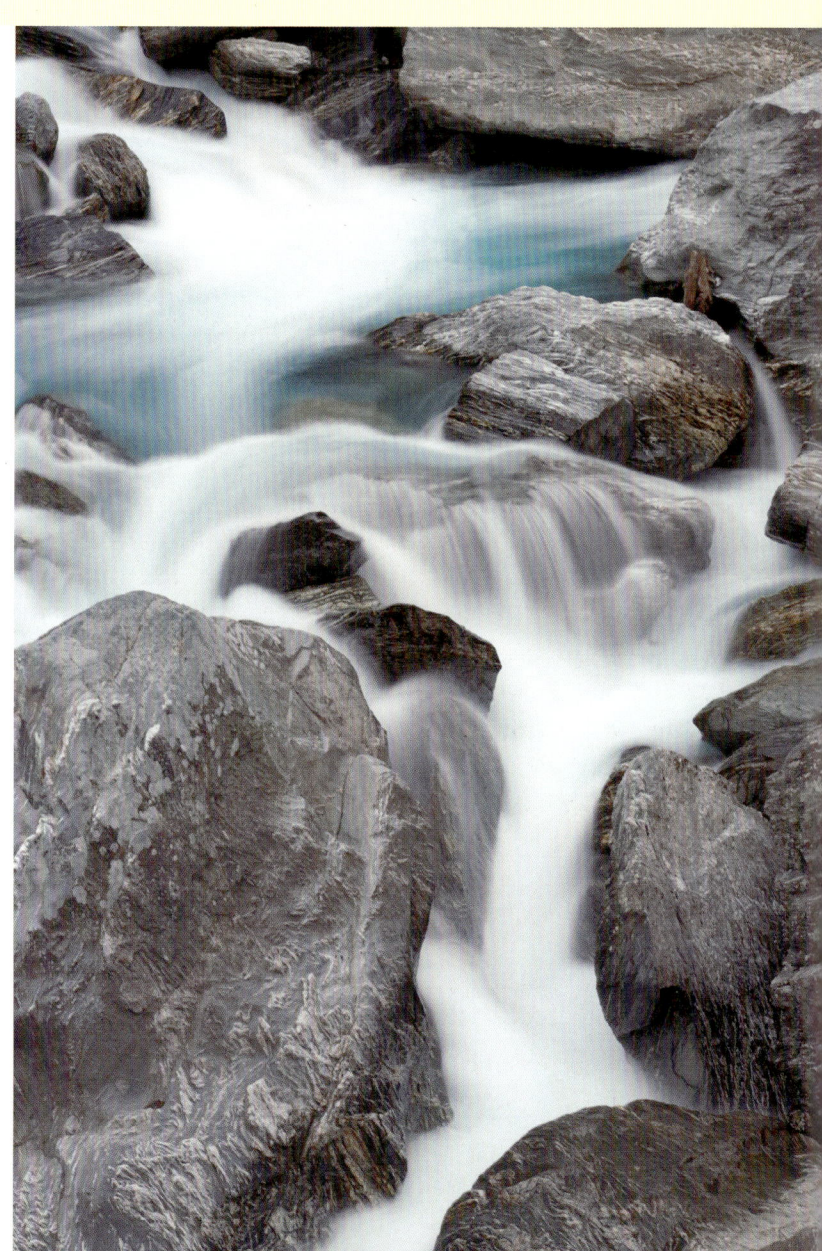

Faszination Stein

Von jeder Urlaubsreise, von jedem Ausflug, von jedem Spaziergang bringe ich wenigstens einen Stein mit nach Hause. Wenn ich diese Steine nach Jahren wieder in die Hand nehme, kommt sofort die Erinnerung zurück, wo und unter welchen Umständen sie zu mir kamen. Ich sehe wieder den Strand, den Fluss, den Wald vor mir, erinnere mich an die Menschen, die bei mir waren, erlebe Wind und Wetter aufs Neue.

Inzwischen weiß ich, dass viele Menschen Steine sammeln. Als Zierde für die Fensterbank, als Türstopper, als Fußwärmer in kalten Winternächten oder als Troststein, als Handschmeichler, als Glücksstein.

Steine kann man auf beinahe unendlich vielfältige Weise nutzen.

Steine erzählen Geschichten

Es gibt Steine, die uns Energie geben und Steine, die uns beruhigen. Es gibt Steine, an denen wir achtlos vorübergehen, und es gibt solche, die uns magisch anziehen, uns ansprechen, die wir berühren und nahe bei uns behalten wollen. Manche Steine sind so schön, dass wir sie als Schmuck am Körper tragen. Einige haben wir nur für kurze Zeit, andere bleiben ein Leben lang bei uns. Sie begleiten uns vielleicht von der Geburt bis zum Tod.

Jeder Stein hat die Geschichte unseres Planeten zu erzählen und wir können von diesem Wissen profitieren, wenn wir nur aufmerksam zuhören.

Seit Menschengedenken genutzt

Unsere Vorfahren bauten steinerne Kultstätten, die wir heute noch besichtigen können. Eines der bekanntesten und ältesten Bauwerke der Menschheitsgeschichte – Stonehenge – steht in Südengland und zieht jährlich viele tausende Besucher an.

Religiöse Anbetungs- und Verehrungsstätten wie Altäre in katholischen Kirchen sind meist mit Marmor verkleidet. Steinmauern dienen als Wind- und Wetterschutz, Steindämme schützen das Land vor Flutwellen und Steine schützen Menschen vor Menschen.

Seit Menschengedenken wird Stein als Kunstmedium verwendet. Aber auch Waffen wie Steinäxte, Schleudern und Pfeilspitzen wurden aus Stein hergestellt. Und Steine wurden und werden leider auch heute noch bei Steinigungen eingesetzt.

Heiße Steine in der Erde: frühe Backöfen

Kochen und Backen mit Hilfe von heißen Steinen – das ist auch heute noch möglich.

In vielen Kulturen war es üblich, mit heißen Steinen Speisen zuzubereiten. Hierfür wurden die Steine bis zum Glühen erhitzt und dann in eine Erdgrube geworfen. Etwas Erde auf den glühenden Steinen verhinderte das Verbrennen von Fleisch, Fisch oder Gemüse, das in große Blätter gewickelt auf die heiße Erde gelegt und dann mit weiterer Erde zugedeckt wurde. Nach fünf Stunden war das Essen, im eigenen Saft gedünstet, gar. Das funktioniert übrigens auch heute noch und es macht Spaß, eine Grillparty auf diese Weise zu veranstalten.

Ursprünge der Steinbehandlung

Seit Urzeiten und überall auf der Welt wurden Steine zu Heilzwecken verwendet. Russische Schamanen, indianische und afrikanische Medizinmänner, australische Aborigines, hawaiianische Heiler – sie sind Beispiele für Menschen, die bis heute in dieser Tradition stehen. Bei den meisten Methoden, Steine für die Heilarbeit zu verwenden, wurden sie erwärmt, so wie es auch heute bei der Massage geschieht.

Bei der Schwitzzelt-Zeremonie nordamerikanischer Indianer beispielsweise wurden und werden die Steine im Feuer erhitzt und im

Zelt in eine Bodenvertiefung gelegt; so erwärmen sie die Luft im gesamten Raum. Glühend heiß werden die Steine mit Wasser und Kräutern übergossen, heißer, duftender Wasserdampf breitet sich aus – ganz so wie bei unseren »modernen« Saunaaufgüssen. Auch die amerikanischen Cowboys heizten Steine am Lagerfeuer auf, um in den kalten Prärienächten nicht zu frieren.

Auch die Sauna ist keine moderne Erfindung.

Steine auf Hawaii

Massagen mit heißen Steinen werden häufig mit Hawaii in Verbindung gebracht. Vielleicht auch deshalb, weil die Basaltsteine, die man heute bei uns dafür verwendet, oft von dort kommen. Die Massage selbst allerdings war auf Hawaii in früheren Zeiten gar nicht üblich. Sie wird erst seit etwa 20 Jahren immer beliebter, und inzwischen haben die Steine auch einen festen Platz in der traditionellen hawaiischen Lomi-Massage, wie sie heute überall angeboten wird.

Dennoch waren Steine in der hawaiischen Kultur immer sehr wesentlich. Kumu Kehau, eine Hula-Lehrerin, erzählt, dass Steine und Holz seit Urzeiten die wichtigsten Materialien zur Herstellung von Heilmitteln waren. So wurden Heilpflanzen auf speziell geformten Steinen zu Pulver zerrieben. Auch das Poi, eine traditionelle Speise aus der Knolle der Taro oder *kalo*-Pflanze, wurde zwischen Steinen zermahlen.

Es gab Fruchtbarkeitsfelsen, die menschlichen Geschlechtsorganen ähnlich sahen und an denen sich nur Frauen aufhalten durften. Für Schwangere der gehobenen Klasse gab es überdies so genannte Geburtsfelsen, auf denen sie ihre Kinder zur Welt brachten. Diese Stätten gelten noch heute als heilig und als Tourist hat man kaum eine Chance, sie zu entdecken.

Natürliche Einflüsse geben den Steinen ihren Charakter.

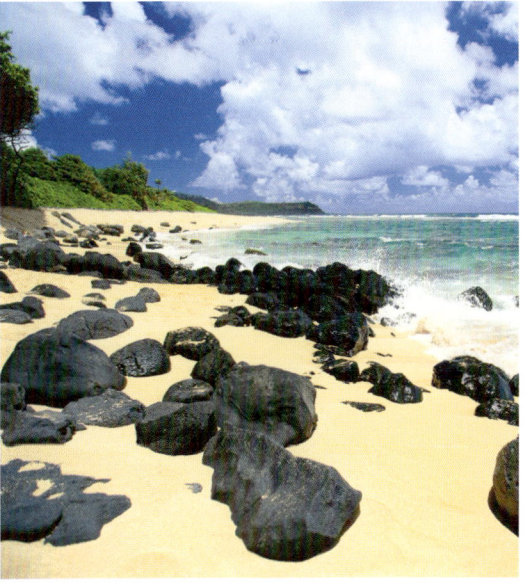

Steine als Teil der Natur

Steine in der Natur sind permanent kosmischen Einflüssen ausgesetzt. Sonne, Wind, Regen, Eis und Strahlungen aus dem All hinterlassen ihre Spuren, sie sind es, die den Steinen ihre Formen und ihre Eigenheiten geben. Wasser durchdringt härteste Felsformationen, bringt Informationen bis in tiefste Gesteinslagen. Gefriert es, zersprengt es selbst massivsten Fels, und Erosion lässt feste Steine zu feinstem Sand verwittern.

Lebewesen brauchen natürliche Reize

Auf der Erde wird alles Leben auch vom Kosmos beeinflusst.

Alles Leben auf unserem Planeten wird vom Magnetfeld der Erde beeinflusst. Ohne dieses wäre Leben, wie wir es kennen, nicht möglich. Bei Versuchen in mit dicken Eisenplatten versiegelten Räumen wurde festgestellt, dass es ohne die ständig wirkenden kosmischen Einflüsse nach kurzer Zeit bereits zu Störungen in der Homöostase bei Warmblütern kommt – die Tiere sind also nicht mehr in der Lage, das Gleichgewicht ihrer physiologischen Funktionen aufrechtzuerhalten.

Auch die Strahlung aus dem Weltall und all das, was über Regen, Schnee oder Tau auf die Erdoberfläche kommt und bis in tiefste Erdschichten vordringt, haben einen entscheidenden Einfluss auf das Leben. Wenn wir uns nur in geschlossenen Räumen aufhalten, den Kontakt mit der Natur weitgehend vermeiden und uns den

Vorsicht!

Viele Edelsteine vertragen keine harten Reinigungsmittel und manche verlieren ihren typischen Charakter durch Sonneneinstrahlung. Dies habe ich vor Jahren schmerzlich erfahren müssen: Ich hatte einen wunderschönen Selenitstein über Nacht an den Teich gelegt und dann vergessen. Nachdem er zwei Tage in der prallen Sonne verbracht hatte, war er nicht mehr strahlend und durchscheinend, sondern stumpf und matt.

natürlichen Reizen wie Sonne, Regen, Wärme und Kälte entziehen, werden wir früher oder später erkranken. Unser Immunsystem, das auf diese Stimulationen angewiesen ist, versagt, und der erste kalte, herbstliche Lufthauch kann uns dann außer Gefecht setzen. Wir werden krank und sind erschöpft.

Steinen geht es ähnlich

Wenn Steine nur in geschlossenen Räumen gelagert werden, verlieren sie ihre natürliche Energie. Sie fühlen sich dann stumpf und unangenehm an. Sie »sprechen« uns nicht mehr an. Wer mit Steinen arbeitet, wird auch feststellen, dass sie dann die Temperaturen nicht mehr halten können, die beispielsweise für eine angenehme Massage nötig sind. Spätestens jetzt ist es höchste Zeit, diese Steine wieder natürlichen Einflüssen auszusetzen, damit sie sich wieder aufladen können.

Steine wollen immer mal wieder raus in die Natur.

In der Edelsteintherapie ist diese Tatsache schon lange bekannt. So müssen Steine, die man eine Zeit lang bei sich trug oder die an einem Klienten verwendet worden sind, entladen und aufgeladen werden, bevor man sie wieder einsetzen kann. Entladen kann man sie durch äußere Reinigung mit Wasser und Seife. Das Aufladen geschieht am besten in der Natur, auf der sonnigen Fensterbank, dem Balkon oder im Garten.

Die Energien der Steine

Eine meiner Klientinnen bekam auf einer Urlaubsfahrt eine sehr unangenehme Kieferhöhlenentzündung. Da sie keine anderen Hilfsmittel zur Hand hatte, legte sie über Nacht einen Amethyst auf die schmerzende Stelle, da sie das Gefühl hatte, dass der Stein kühlend und schmerzlindernd wirken könnte. Am nächsten Morgen waren die Schmerzen zwar wesentlich besser, aber der Stein hatte sich verändert: Die schöne violette Farbe war zu einem rötlichen

Braunbeige verblasst. Sie brachte mir den Stein nach der Reise und ich konnte kaum glauben, dass es sich um einen Amethyst handelte. Sie berichtete, dass sie schon alles versucht hatte, den Stein zu reinigen. Auf meinen Rat hin vergrub sie den Amethyst – und vergaß ihn. Als sie ein halbes Jahr später ihr Blumenbeet erneuerte, fand sie ihn und erkannte ihn nicht wieder. Der Amethyst war wieder violett und strahlend schön.

Steine als unsere Helfer

Viele Völker – und auch eine zunehmende Zahl der Menschen heutzutage – sehen in den Steinen beseelte Wesen.

In der indianischen Kultur Nordamerikas hat jede Existenzform auf der Erde eine Seele. So wurden und werden

Säugetiere als *four-legged people*
Menschen als *two-legged people*
Vögel als *winged people*
Wassertiere als *water people*
Pflanzen als *green people*

und Mineralien eben als *stone people* bezeichnet.
Für Indianer sind Steine die Knochen von Mutter Erde, das Wasser ist ihre Seele. Was wir oftmals als nicht lebendig ansehen, hat in dieser Sichtweise seinen Platz in der lebendigen Ordnung des Ganzen – so wie der Mensch auch.

Kontakt zu sich selbst und zur Natur

Einige Völker und Menschen, die im Einklang mit der Natur leben, haben noch nicht verlernt, auf ihre innere Stimme, ihre Seele zu hören. Sie folgen dieser Stimme wie einem vertrauten Freund. In der so genannten zivilisierten Welt sind leider meist nur noch Kinder dazu in der Lage.

Steine können uns helfen, der Natur und uns selbst wieder näher zu kommen. Sie vermitteln uns ein Gefühl der Sicherheit und Dauerhaftigkeit. Sie unterstützen uns bei Meditationen und Entspannungsübungen. In der Massage eingesetzt, bearbeiten sie nicht nur physische Verspannungen und Muskelschmerzen. Viele Klienten berichten, dass sie nach dieser Art von Kontakt mit den Steinen die Natur mit anderen Augen betrachten, offener sind für die Vielfalt der lebendigen Formen.

Wenn Besuch zu uns kommt, lasse ich sie stets einen Stein aussuchen. Die ausgewählten sind kantig oder glatt, dunkel, hell, groß, klein, glänzend oder matt – so unterschiedlich eben wie die Steine, die man an einem Flusslauf finden kann. Wenn ich die Menschen nach Monaten oder Jahren treffe, zeigen mir viele den Stein wieder, den sie damals von mir mitgenommen haben.

Steine können eine Art Therapeuten für das tägliche Leben werden.

Steine als meine Lehrer

Nach vielen Jahren der Arbeit mit Steinen kann ich sie wirklich als meine Lehrer bezeichnen. Unter anderem lehrten sie mich Geduld mit meinen Mitmenschen und mit mir selbst zu haben, und sie vertieften meine Ehrfurcht vor der Schöpfung. Sie sind inzwischen fester Bestandteil meines Lebens und in allen Therapieformen zu finden, die ich anwende. Sie schmücken mein »Steinhaus« und sie haben mich mit vielen interessanten Menschen zusammengebracht. Dafür bin ich zutiefst dankbar. Ich freue mich sehr, dass ich Ihnen mit diesem Buch einen Einblick in die Faszination Stein und in die hilfreichen und berührenden Möglichkeiten der Massage mit heißen und kalten Steinen geben kann. Ich wünsche Ihnen viel Freude und heilsame Erfahrungen mit neuen, »steinernen Freunden«.

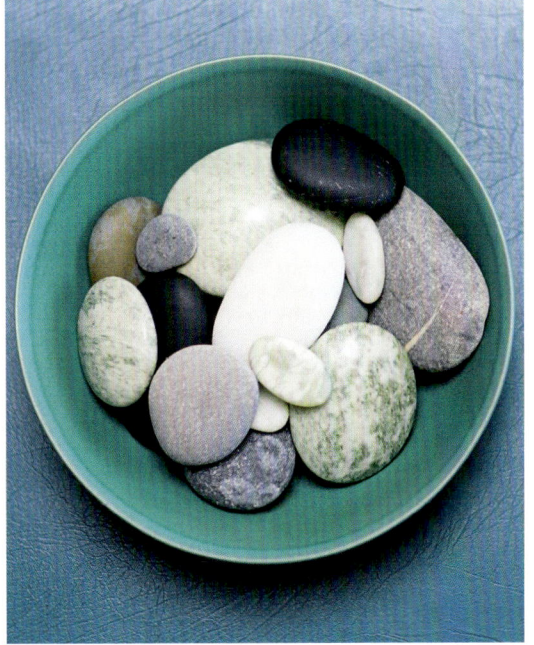

Mit ihren unterschiedlichen Formen und Farben können die Steine viel erzählen – man muss sich nur auf sie einstimmen.

Massage mit Hilfe von Steinen

Steine werden schon seit langer Zeit und in verschiedenen Kulturen zur Massage eingesetzt. Doch das Wissen darum ging größtenteils verloren und musste erst wieder neu entdeckt werden. So wurde die Methode, die schließlich zur bekannten LaStone Therapy führte, ganz intuitiv entdeckt.

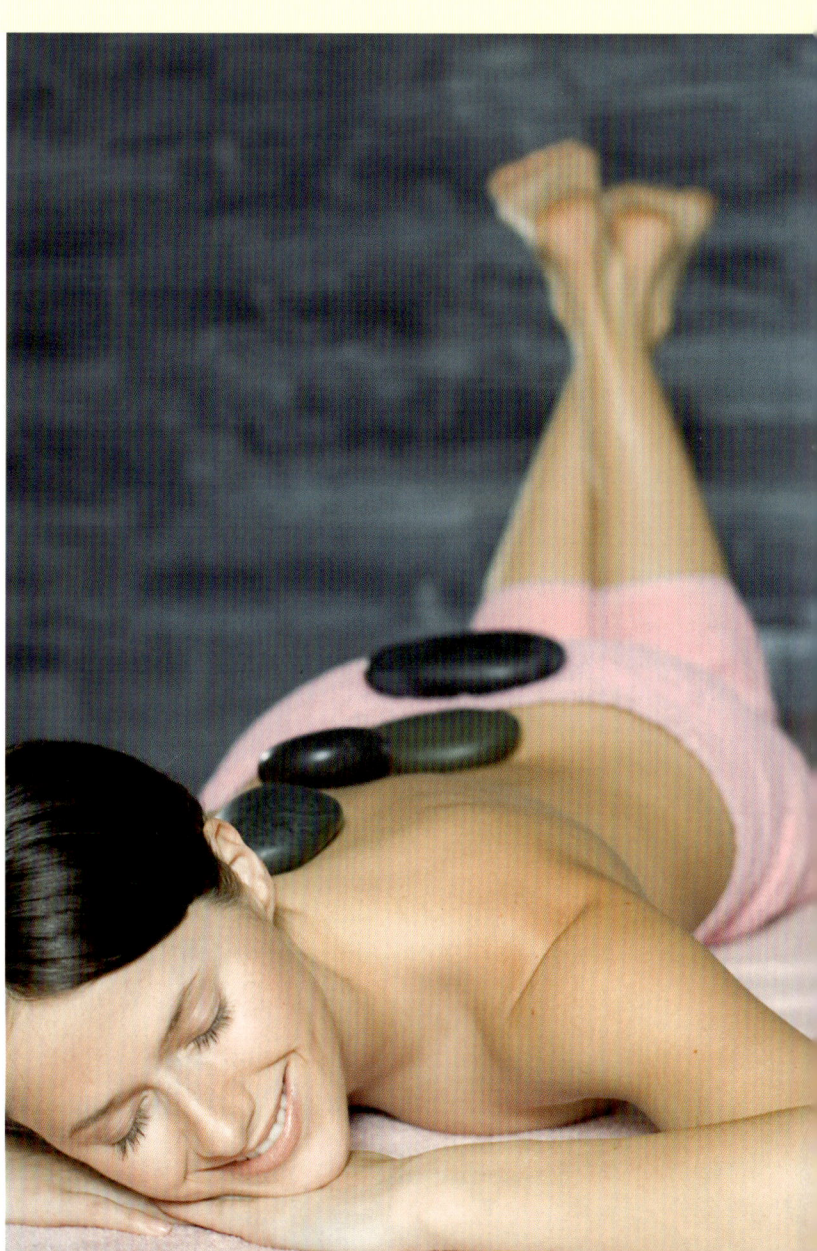

Die Entwicklung der Therapieform

Die bekannteste Steinmassage-Methode, die heute weltweit angeboten wird, ist die LaStone Therapy, die von Mary Nelson entwickelt wurde. Auch meine Arbeit basiert im Wesentlichen auf dieser therapeutischen Richtung.

Der pure Genuss

Bei mir war es Liebe auf den ersten Blick.

1997 kam ich zum ersten Mal mit Steinen als Medium zur Massage und Thermotherapie in Berührung. Patricia Warne, eine Freundin und Kollegin, zudem die Beraterin von Mary Nelson in thermotherapeutischen Belangen, lud mich zu sich nach Colorado ein mit dem Versprechen, mir etwas zeigen zu können, was mein ganzes Leben vollständig verändern würde.

Selbst heute, nach über zehn Jahren, erinnere ich mich noch genau an das Gefühl, das die Basalt- und Marmorsteine in mir auslösten. Die Steine lagen nach Größen und Formen sortiert auf Patricias Massagebank und zogen mich sofort in ihren Bann. Ich empfand tiefe Ehrfurcht und wusste, dass ich »angekommen« war.

Patricia gab meiner Freundin Marian eine Ganzkörperbehandlung. Ich saß dabei und war völlig fasziniert von der Leichtigkeit und Eleganz, mit der Patricia mit den Steinen in der Hand um die Massagebank tanzte. Nach der Behandlung bombardierte ich Marian mit Fragen, die sie aber nur kopfschüttelnd und selig vor sich hin lächelnd abwies: »Das kann ich dir nicht beschreiben, das musst du erleben!«

Als ich dann auf der Massagebank lag, wusste ich, dass sie Recht hatte. Das Liegen auf Steinen unterschiedlicher Temperatur, die einzeln auf meiner Vorderseite platzierten so genannten Chakra-

Steine, die Steine in meiner Hand – das allein hätte mir schon gereicht, mich völlig hinzugeben und auf Wolke Sieben zu schweben. Als dann noch die Steine über meine Haut glitten und ich alle Anspannung meinen Körper verlassen fühlte, fiel ich in einen Trancezustand. Mein Vorsatz, genau aufzupassen und jeden Handgriff von Patricia zu registrieren, löste sich schnell in nichts auf. Als ich wieder zu mir kam und mir meines Körpers bewusst wurde, lag ich allein auf der Massagebank. Ich hatte einen regelrechten Filmriss und wusste jetzt, dass man diese Behandlung wirklich nicht beschreiben kann.

Mein Glückszustand hielt den ganzen Tag über an und immer wieder ertappte ich mich, wie ich irgendwo mit einem Stein in der Hand saß, seine glatten Flächen streichelte, ihn auf mich wirken ließ und mich mit ihm unterhielt. Es hatte mich erwischt und ich musste mehr darüber erfahren.

Eigentlich kann man eine Steinmassage nicht richtig beschreiben – man muss sie erleben und erspüren, was es damit auf sich hat.

Mary Nelson – die »Entdeckerin« von LaStone

Mary Nelson arbeitete nach ihrer Ausbildung zur Masseurin in Tucson, Arizona, in einem Sauna- und Fitnesscenter. Sie behandelte Klienten, die vor allem wegen Sportverletzungen zu ihr kamen. Eines Tages Anfang der 1990er Jahre ging sie mit ihrer Tochter zum Rollerskating, stürzte und verletzte sich die rechte Schulter. Sehnen, Bänder und Muskeln ihres Armes waren gezerrt und es war sehr schmerzhaft für sie, Klienten zu behandeln.

Am Ende eines Arbeitstages saß sie mit ihrer letzten Klientin in der Sauna, nicht um zu saunieren, sondern weil die Sauna im Keller und somit der kühlste Raum im Haus war. Sie unterhielt sich mit der Klientin und überlegte dabei ständig, wie sie diese letzte Behandlung des Tages möglichst schmerzfrei für sich gestalten konnte.

Als ihr Blick auf den Saunaofen mit den glatten, runden Basaltkieseln fiel, hatte sie die Eingebung, ein paar davon mit in den Arbeitsraum zu nehmen. Sie legte zwei Basaltsteine in einen noch warmen Ingwersud, um sie anzuwärmen, und fing dann an, mit den warmen Steinen die Schultern und den Nacken ihrer Klientin zu massieren. Dabei stellte sie fest, dass sie auf diese Weise fast beschwerdefrei arbeiten konnte. Ihre Klientin, die gar nicht wusste, dass sie mit Steinen massiert worden war, meinte nach der Behandlung, dass sie noch nie eine so entspannende Massage bekommen hätte wie an diesem Tag.

Weitere Elemente der Behandlung

Am nächsten Arbeitstag nahm Mary auch die restlichen Steine vom Saunaofen, legte sie in warmes Wasser und massierte den ganzen Tag damit. Die Reaktionen ihrer Klienten ermutigten sie zu weiteren Experimenten. Sie hörte immer wieder, was sie doch für wunderbar weiche und warme Hände hätte – und kicherte leise in sich hinein. Zusammen mit der erwähnten Patricia Warne entwickelte Mary weitere Schritte der neu entdeckten Massagetherapie. So kamen das Wirbelsäulen-Layout, das Sie noch genau kennen lernen werden, und die Energiearbeit hinzu. Patricia brachte das kühlende Element in die Behandlung ein, in Erinnerung an ihre Ausbildung in der Hydrotherapie nach Kneipp in Bad Wörishofen. Und immer wieder ermutigten die euphorischen Reaktionen von Kollegen und Klienten die beiden Frauen, weiter zu experimentieren.
Mary brauchte einen Namen für ihre Therapie, meditierte darüber und fand schließlich das Geeignete: »LaStone Therapy«.

Unser Austausch an der Kneipp-Schule

Mary kam noch 1992 an die Sebastian-Kneipp-Schule, um an einem Hydrotherapie-Kurs teilzunehmen. So lernten wir uns ken-

Die Entdeckung der Massage mit Hilfe von Steinen entlastet die Therapeuten und bringt viele Vorteile für die Klienten.

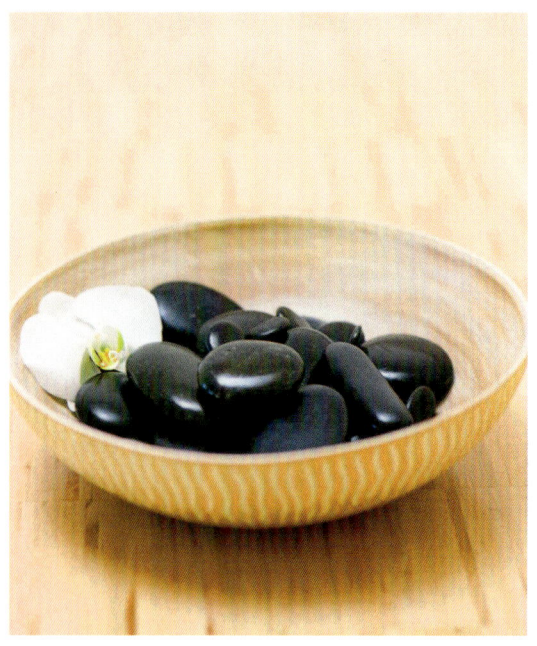

Die dunklen Basaltsteine werden als heiße Steine benutzt.

nen und schätzen. Von mir erfuhr Mary die Grundkenntnisse der Thermotherapie und erzählte mir im Gegenzug alles, was sie über Steine wusste. Meine Faszination wuchs von Tag zu Tag. Ihrem Vorschlag, die Steine doch in der Praxis an Patienten zu erproben, kam ich nur zu gerne nach.

Die Aussagen meiner Patienten waren überwältigend und ermutigend. Zudem war diese Behandlung mit Steinen zu dieser Zeit noch völlig unbekannt in Europa. Als mich Mary fragte, ob ich die LaStone Therapy im deutschsprachigen Bereich unterrichten wolle, fiel mir Patricias Satz wieder ein: »Die Steine werden dein Leben total verändern.« Ich bat mir Bedenkzeit aus und willigte schließlich ein, LaStone-Kurse für Therapeuten zu organisieren. Eine Menge Steine waren ins Rollen gekommen und mein Leben veränderte sich wirklich grundlegend.

Meine ersten ermutigenden Erfahrungen

Vor der heutigen professionellen Therapie standen Jahre des Experimentierens.

Zuerst setzte ich die heißen Basaltsteine und den kühlen Marmor nur als Helfer für die klassische Massage ein. Meine Patienten, die experimentierfreudig waren und sich gern als Versuchskaninchen zur Verfügung stellten, waren ausnahmslos begeistert von der Massage mit den Steinen. Diese Begeisterung äußerte sich auch darin, dass ich plötzlich von allen Seiten alle möglichen Steine bekam und bald nicht mehr wusste, wohin damit. Dann lernte ich, dass man Steine auch verschenken kann, denn sie gehören nie einem einzelnen Menschen. So kam es bald unter meinen Patienten zu einem regen Tauschhandel (»Versuchen Sie mal diesen Stein bei

Ihren chronischen Kopfschmerzen!«). Zwei meiner Patienten brachten von Urlaubsreisen sogar »ihre« eigenen Behandlungssteine mit, mit denen sie fortan behandelt werden wollten.

Immer wieder wurde mir berichtet, dass die Behandlung mit Steinen viel tiefer geht, viel schneller hilft und dass man sich bei den Steinen einfach gut aufgehoben, sogar beschützt fühlt. Diese Aussage beglückte mich besonders, da ich dieses Gefühl des Geborgenseins bei meiner ersten Behandlung von Patricia so intensiv erlebt hatte.

Wohltuende Wärme

Ich begann im Spätherbst mit meinen Stein-Experimenten und die einstimmige Meinung meiner Patienten war, dass sie von den Steinen nachhaltig durchwärmt wurden, kaum mehr kalte Füße hatten und die winterlichen Temperaturen viel besser vertrugen. Das konnte ich bestätigen, da ich ja den ganzen Tag warme Steine in der Hand hatte und mich somit gleich mitbehandelte. Die Infektanfälligkeit verringerte sich laut Aussage meiner Patienten, was die stimulierende Wirkung der Steine und Temperaturen auf das Immunsystem bestätigte.

Angenehme Kühle

Und dann kam das Frühjahr, es wurde warm und ich befürchtete, dass die warmen Steine jetzt zu viel des Guten sein würden. Aber Teil der Therapie waren ja auch die kühlen Steine, die ich während des Winters etwas vernachlässigt hatte. Wenn ein Patient nun erhitzt in der Praxis ankam und über die sommerliche Hitze klagte, legte ich ihm kühle Steine auf das Herz-Chakra und in die Hände – und schnell fühlte er sich wieder wohl, so dass wir mit der eigentlichen Behandlung beginnen konnten.

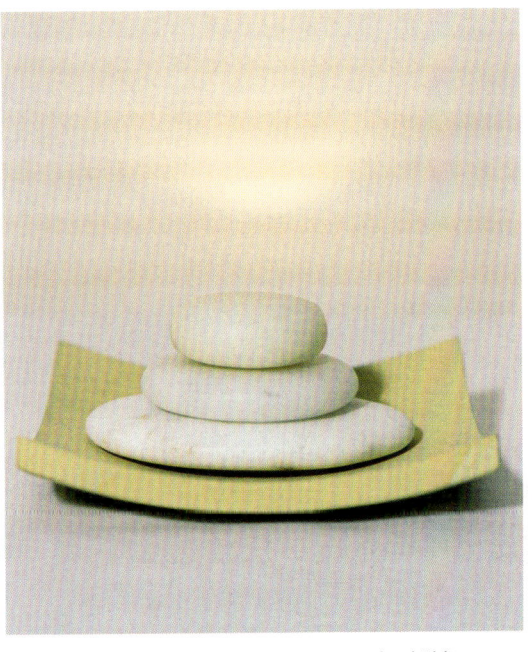

Der helle Marmor wird gekühlt verwendet.

Damit eine Therapie erfolgreich und ohne Nebenwirkungen abläuft, muss genau auf Dauer und Intensität der Massage geachtet werden.

Allmählich bekam ich das richtige Fingerspitzengefühl dafür, welche Temperaturen ein Patient brauchte. Ich lernte, dass es auf die Tagesform, auf aktuelle Beschwerden, die allgemeine Konstitution, aber auch auf Geschlecht und Körperbau ankommt. Ein und dieselbe Person wird bei jeder Massage unterschiedliche Temperaturen und Behandlung brauchen. Vor allem die Einschätzung der momentanen Verfassung ist entscheidend.

Ein Schmerztagebuch

Eine meiner langjährigen Patientinnen begann von sich aus, ein »Schmerztagebuch« zu führen. Das half mir sehr, weiter zu lernen und bei ihr eine aufbauende Therapieserie einzusetzen. Sie schrieb jede Reaktion auf, die nach der Behandlung auftrat. Manchmal bekam sie Kopfschmerzen oder sie konnte nicht durchschlafen. Alles Anzeichen, dass ich sie quasi mit einer Überdosis behandelt hatte. So konnte ich bei der nächsten Sitzung die Reizstärken zurücknehmen. Ich lernte dabei, dass vor allem die Zeitdauer der Behandlung ausschlaggebend für die Reaktionen war. Es macht einen großen Unterschied, ob man 30 oder 60 Minuten lang verschiedenen Temperaturen und Massagereizen ausgesetzt ist.

Letztlich halfen vor allem auch die Klienten mit, dass die professionelle Hot Stones Massage in ihrer wirkungsvollen Form entstehen konnte.

Diese Arbeit tat auch mir gut

Auch für mich als Therapeutin ergab sich ein herrlicher Effekt: Die Hände, die bei der allgemein üblichen Massage über die Jahre hinweg wirklich arg strapaziert werden, taten nun bei der Arbeit nicht mehr weh. Sie hielten die warmen und ab und zu die kühlen Steine und konnten sich dabei fast selbst entspannen und erholen.

Ich genoss es, nicht mehr statisch auf einer Bankseite stehen zu müssen. Meine Beine waren jetzt dauernd in Bewegung und ich fühlte mich nach einem langen Arbeitstag nicht ausgelaugt und bettreif, sondern war voller Energie. Die üblichen Therapeuten-Beschwerden gehörten der Vergangenheit an.

Ich genoss es jeden Tag mehr, mit den Steinen in meinen Händen zu arbeiten. Das Gefühl, einen Fremdkörper zwischen meinem Patienten und mir zu haben, verschwand nach kurzer Zeit. Ich erinnerte mich an Techniken, die ich bei Patricia beobachtet hatte und experimentierte an und mit meinen Patienten. Meine Begeisterung schien ansteckend zu sein, denn ich wurde immer häufiger gerade von schmerzgeplagten Klienten ermuntert, neue Dinge mit ihnen auszuprobieren. Ich bekam viele wertvolle Ratschläge, für die ich sehr dankbar war, denn zu meinen »Experimentierzeiten« war ich auf jedes Feedback angewiesen.

Jede Menge positive Rückmeldungen

Das positive Feedback, das die Therapieform von Anfang an begleitete, trug auch dazu bei, dass die Steinmassage immer präziser auf bestimmte Bedürfnisse abgestimmt werden konnte.

Kopfschmerzen – wie weggeblasen!

Eine Patientin, die seit Jahren immer wieder mit einem Halswirbelsäulen-Syndrom in Verbindung mit starken Kopfschmerzen zu mir kam, war schon nach der ersten Steinbehandlung überglücklich, da ihre Kopfschmerzen noch während der Massage abklangen. Ich hatte sie überwiegend mit kühlen Marmorsteinen behandelt. Sie lieh sich welche aus und brachte sie zur nächsten Sitzung wieder mit, sagte mir aber gleich bei der Begrüßung, dass sie mir diese Steine nicht mehr zurückgeben würde, weil sie sich in sie verliebt hätte. (Ich freute mich über den Erfolg, überlege seither aber vorher gut, welche Steine ich weggebe und welche ich lieber behalte, denn auch ich habe meine Lieblinge.)

Ein schwer entzündeter Tennisellbogen

Ein befreundeter Arzt schickte mir eine Patientin mit dem Kommentar: »Lass mal deine Zaubersteine arbeiten. Diese Frau ist therapieresistent und weigert sich, den Arm stillzulegen.«

Manche schmerzgeplagten Klienten wollen anfangs gar nicht glauben, dass ausgerechnet Steine Ihnen helfen können. Und oft werden sie dann glücklich eines Besseren belehrt.

Als die Patientin erschien, war mir klar, warum sie den Arm nicht schonen konnte: Sie brachte ein quicklebendiges Zwillingspärchen mit, zwei Mädchen, drei Jahre alt. Ich brachte die beiden in einer Spielecke unter und gab ihnen eine Schüssel mit Steinen. Lange Zeit hörten wir nur das leise Aneinanderschlagen der Steine. Die beiden waren bestens beschäftigt.

Mit der Mutter war es schon schwieriger. Ihr rechter Ellbogen war stark entzündet und äußerst druckempfindlich. Sie musste sich erst ihren Ärger über ihre Therapeuten und Ärzte vom der Seele reden und wollte dann eine Erfolgsgarantie von mir. Ich sagte ihr, dass ich ihr nicht nur keine Garantie geben würde, sondern auch noch ihre intensive Mitarbeit verlange, sonst würde ich gar nicht erst mit einer Behandlung anfangen. Da sie keine andere Möglichkeit sah als einzuwilligen, begann ich, ihren Ellbogen mit kalten Steinen einzupacken. Die nächsten vierzig Minuten jammerte sie und ich begann sie als echte Herausforderung zu betrachten. Es gefiel ihr nicht, dass ich an ihrer Halswirbelsäule zuerst arbeitete (»Da tut mir nichts weh!«), die kalten Steine wären zu kalt (»Was soll das bringen?«) – nur die warmen Basaltsteine fanden ihre Zustimmung. Nach dieser (für mich) nervenaufreibenden ersten Sitzung erinnerte ich sie nachdrücklich an ihre Hausaufgaben. Sie sollte jede Reaktion aufschreiben und eine Großpackung Quark kaufen. Ich zeigte ihr nämlich, wie sie sich selbst ein Quarkpflaster anlegen konnte. Ich atmete tief durch, als sie endlich ging.

Meine Überraschung war groß, als sie zum nächsten Termin ein Schulheft mitbrachte. Sie hatte tatsächlich genau aufgeschrieben, wie oft sie den Quark aufgelegt hatte, wie sich der Ellbogen anfühlte, in Ruhe, bei Bewegung, während des Tages, in der Nacht. Die Entzündung war zurückgegangen und ich konnte anfangen, am Arm zu arbeiten. Sie meckerte kein einziges Mal, befolgte meine Atemhinweise und konzentrierte sich auf die Behandlung.

Beim dritten Termin lächelte sie das erste Mal, als sie kam, sie drückte herzhaft meine Hand und meinte, dass vielleicht doch noch

Ob zur puren Entspannung oder als Therapie bei Schmerzen und Verspannungen angewendet – eine Steinmassage ist immer auch Genuss und Wohlbefinden.

Hoffnung bestehe. Nach sechs Behandlungen war sie schmerzfrei – und wir sind jetzt seit zehn Jahren befreundet.

Ein Kurzurlaub

Von vielen Patienten höre ich immer wieder, dass sie die Steinmassage mit Urlaub und allen dazugehörenden angenehmen Gefühlen verbinden. So kommen viele meiner Klienten auch ohne Beschwerden regelmäßig, um sich einfach eine Auszeit zu gönnen, dem Körper etwas Gutes zu tun, sich mit Energie aufzuladen und dem Alltag gelassener entgegentreten zu können.

Ausbildung von LaStone-Therapeuten

Ich experimentierte mit den Steinen fast ein Jahr lang an meinen Patienten und an mir selbst. Während eines USA-Aufenthaltes traf ich dann mit verschiedenen LaStone-Instrukteuren und Mary Nelson zusammen, um weiterzulernen. Sie überzeugte mich schließlich doch noch, im deutschsprachigen Bereich Instrukteurin für ihre Methode zu werden.

So begann ich 1997 mit den ersten deutschsprachigen LaStone-Kursen. Im Laufe der Zeit entwickelte ich auch dabei immer neue Techniken mit den Steinen und lernte sehr viel von den Kursteilnehmern. Jeder brachte andere Erfahrungen, andere Voraussetzungen, neue Ideen mit. Auch heute noch, nach über zehn Jahren, ist jeder Kurs eine Herausforderung und eine großartige Möglichkeit für mich, Neues zu lernen.

Den Therapeuten, die Instrukteure werden wollten, wurde von Mary Nelson bald auch ans Herz gelegt, einen Hydrotherapie-Kurs bei uns in Deutschland zu besuchen. Denn nach wie vor ist ja das Prinzip der Behandlung die Geothermotherapie. Das Verständnis der Wärmeregulation des Körpers ist eine wesentliche Voraussetzung, andere Menschen effektiv mit heißen und kalten Steinen massieren zu können.

Die Erfahrungen der vielen Jahre des Experimentierens und Behandelns fließen heute in die Ausbildung angehender Masseure mit ein.

Thermotherapie zur direkten Anwendung

Während einer Massage mit heißen und kalten Steinen passiert im Körper eine ganze Menge. Die physikalischen Gesetze der Thermotherapie machen einen großen Teil der heilsamen Wirkungen dieser Behandlungsmethode aus. Es lohnt sich, darüber etwas genauer Bescheid zu wissen.

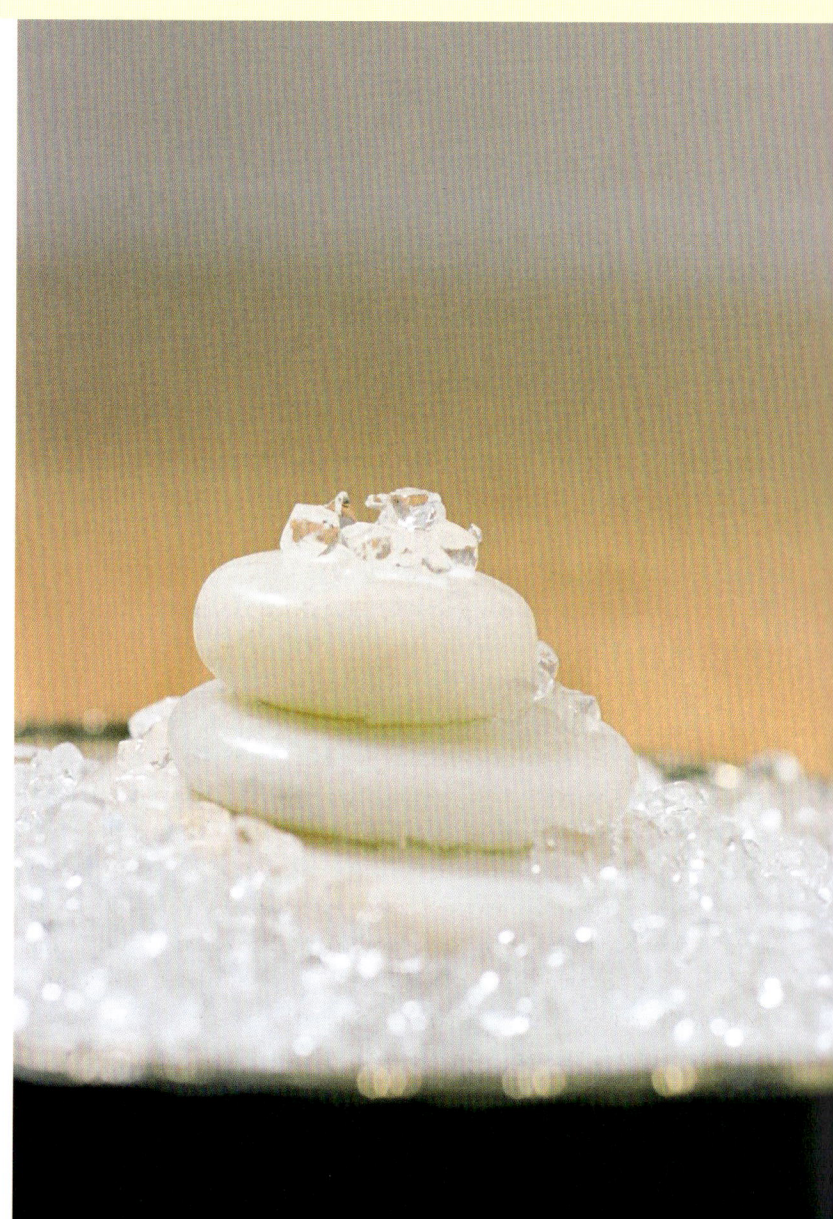

Vielfalt der Thermotherapie

Behandlungen, bei denen Wärme und Kälte das therapeutische Medium darstellen, sind seit Menschengedenken und in allen Kulturen entwickelt und genutzt worden.

Dampfbäder

Die früheste Form von Wärmeanwendungen dürften die Steinschwitzbäder gewesen sein. Hierzu wurden Steine im Feuer erhitzt und dann in Zelte, Höhlen oder Hütten gebracht und dort mit Wasser übergossen. In dem aufsteigenden Wasserdampf wurde gebadet – die Urform der Sauna- und Dampfbäder, die auch heute noch in dieser ursprünglichen Form praktiziert wird.

Besonders das bereits erwähnte indianische Schwitzzelt erlebt seit einigen Jahren in unseren Breiten eine Renaissance. Neben der wohltuenden und gesundheitsfördernden Wirkung der Wärme nutzen diese Rituale auch den Effekt der mentalen Reinigung. Sie dienen so zur Vorbereitung auf spirituell bedeutsame Ereignisse.

Die wohltuende Kraft der Wärme haben sich die Menschen schon sehr früh zunutze gemacht.

Heilsamer Schlamm

Von den Ägyptern ist überliefert, dass sie den Nilschlamm zu Heilzwecken nutzten, und bis in unsere Tage sind heiße und kalte Bäder, Packungen und Wickel anerkannte therapeutische Verfahren. Häufig werden dabei warme oder kalte mineralische Schlämme in Form von Ganzkörper- oder Teilpackungen eingesetzt. Dabei handelt es sich in der Regel um Sedimentgesteine, die von Natur aus feinkörnig vorkommen oder zuerst mechanisch zu feinem Gesteinsmehl aufbereitet werden. Einige der bekanntesten hierunter sind beispielsweise Eifelfango, Bad Boller Jurafango, Rügener Heilkreide oder Krumbader Badstein.

Die ortsgebundene Balneotherapie

In vielen Gegenden der Welt lagern Schlamm und Torf, die sich bei Heilanwendungen bestens bewährt haben.

Neben den mineralischen werden aber auch pflanzliche Bestandteile wie zum Beispiel Torf bei den Moorbädern und -packungen oder auch Mischungen aus mineralischen, pflanzlichen und tierischen Anteilen eingesetzt, wie dies beim Meerschlick der Fall ist. Da diese therapeutischen Medien nur an bestimmten Orten vorkommen, bezeichnet man sie als ortsgebundene Heilmittel. Und in der Balneotherapie, der Bäderheilkunde, werden diese an bestimmten Orten natürlich vorkommenden Heilmittel des Bodens, der Luft, des Klimas oder des Meeres für therapeutische Zwecke aufbereitet und eingesetzt.

Wohlgefühl pur – Steine und Wasser bieten dem Körper anregende und entspannende Reize zugleich.

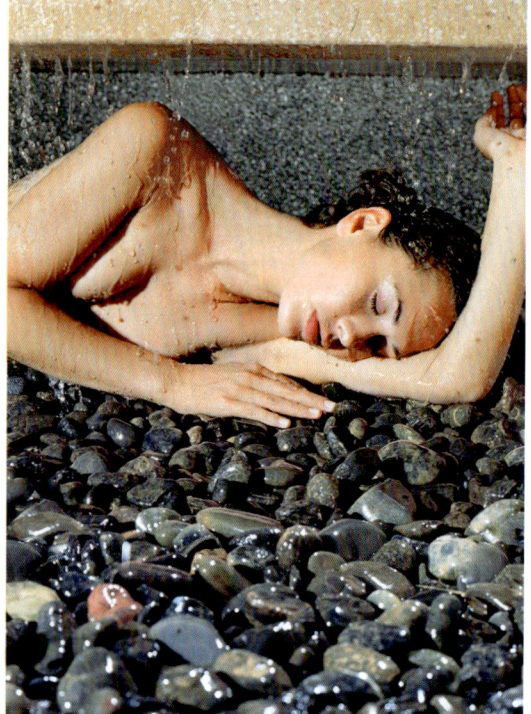

Überall möglich – die Hydrotherapie

Nicht ortsgebunden ist dagegen die Wasserheilkunde, also die methodische, äußerliche Verwendung des Wassers zu Heilzwecken. Sie hat ebenfalls eine jahrhundertelange Tradition. Hier stellt, wie der Name schon sagt, das Wasser, unabhängig von bestimmten besonderen Inhaltsstoffen, das entscheidende Medium dar.

In der Balneotherapie wirken also die chemischen Inhaltstoffe gemeinsam mit den physikalischen Wirkfaktoren, Wärme und Druck zum Beispiel, zusammen. In der Hydrotherapie stehen hingegen die physikalischen und besonders die thermischen Eigenschaften im Vordergrund. Die Wasserheilkunde ist somit weitgehend als Thermotherapie zu verstehen. Und damit nähern wir uns auch der Steinmassage wieder an, denn diese ist ebenfalls eine Form der thermotherapeutischen Maßnahmen.

Geothermotherapie

Es gibt bedeutsame Gemeinsamkeiten zwischen der Hydrotherapie und der Behandlung mit warmen und kalten Steinen, die auch Geothermotherapie genannt wird, also die Therapie, die mit Wärme und Gestein arbeitet. In beiden werden die Wärme- und Kältereize wirksam.

Es steckt noch mehr dahinter

Der therapeutische Effekt von Warm- und Kaltreizen ist allgemein akzeptiert und auch in der streng naturwissenschaftlich ausgerichteten Schulmedizin anerkannt. Anders verhält es sich jedoch, wenn man die physikalisch erklärbare Ebene verlässt und sich mit Eigenschaften und Wirkungen von therapeutischen Medien beschäftigt, die mit den bekannten Gesetzmäßigkeiten aus Chemie und Physik nicht vereinbar erscheinen. Sie werden gern mit Begriffen wie »feinstofflich« oder »energetisch« umschrieben.

Auch wenn im Folgenden die physikalisch-physiologischen Wechselwirkungen beschrieben werden, bedeutet dies nicht, dass ich davon ausgehe, dass ausschließlich diese für die Wirksamkeit einer Behandlung in Betracht kommen.

Wie so oft ist auch bei der Steinmassage ein ganzer Komplex von Wirkursachen beteiligt.

Wärme und Kälte

Dass die gleiche Umgebungstemperatur von Menschen unterschiedlich wahrgenommen wird, ist eine alltägliche Erfahrung. Während dem einen eine bestimmte Raumtemperatur viel zu warm erscheint, klagt ein anderer über die im gleichen Raum herrschende Kälte. Über das persönliche Empfinden hinaus gibt es aber ein paar Grundsätze, die bei jedem Menschen wirken. Um zu verstehen, was bei Thermobehandlungen in unserem Körper passiert, ist es notwendig, einen kurzen Ausflug in die Physik zu machen.

Wärme in der Physik

Die Wissenschaft fasst viele Begriffe etwas anders auf als unser Alltagsdenken.

Streng genommen gibt es in der Physik keine Kälte, sondern nur mehr oder weniger Wärme. Dies scheint dem gesunden Menschenverstand zu widersprechen, da doch jeder diese sinnliche, manchmal angenehme und manchmal unangenehme Wahrnehmung von Wärme und Kälte kennt. Umgangssprachlich sind beide also mit der Wahrnehmung verbunden, während sie physikalisch gesehen energetische Zustände sind.

Wärme ist eine Form von Energie

Temperatur ist ein Maß für den Wärmezustand eines Körpers. Es ist an das Schwingen von Elementarteilchen gekoppelt. Bei der tiefstmöglichen Temperatur von minus 273,15 °C (oder 0 Kelvin) hören die Atome auf zu schwingen. Mit steigender Temperatur nimmt die Schwingung der Elementarteilchen wieder zu.

Ein Grundsatz der Wärmelehre lautet: »Kommen zwei unterschiedlich temperierte Körper in Kontakt, streben sie einen Temperaturausgleich an, dabei fließt die Wärme vom Ort der höheren Konzentration zum Ort der niedrigeren Konzentration.«

Das wesentliche Merkmal der Thermotherapie besteht also darin, dass dem Körper Wärme zugeführt oder entzogen wird. Hierbei spielen nun die physikalischen Eigenschaften der dabei verwendeten Medien, also der Steine, des Wassers oder des Schlammes, eine entscheidende Rolle.

Wärme und Kälte werden individuell sehr unterschiedlich empfunden.

Wärmeübertragung

Da die Wärmeübertragung einer der wichtigsten Vorgänge bei allen Thermotherapien ist, muss der Therapeut über die entsprechenden physikalischen Gesetze Bescheid wissen. Für den Laien, der vor allem die Behandlung genießen beziehungsweise seine Verspannungen oder Schmerzen loswerden will, ist das nicht so wichtig. Es kann aber dennoch sehr interessant sein, ein paar grundlegende Einblicke in diese Materie zu erhalten.

Exkurs: Wärmeleitfähigkeit

Die Wärmeübertragung speziell bei der Massage mit heißen Steinen hängt eng damit zusammen, dass Basalt, das beim Massieren am meisten verwendete Gestein, eine sehr hohe Wärmeleitfähigkeit aufweist. Das heißt, dieses Material hat die Eigenschaft, ein hohes Maß an Wärmeenergie von einer Seite des Steinblocks zur anderen weiterzugeben. Dieses Maß ist viel höher als beispielsweise das von Luft, Wasser oder auch Sandstein.

Drei Formen der Wärmeübertragung

Wenn Wärme von einem Körper auf einen anderen übergeht, kann dies über Konduktion, Konvektion oder Strahlung erfolgen. Für die Behandlung mit heißen und kalten Steinen ist vor allem der konduktive Wärmetransport von Bedeutung. Das heißt: Bei der Wärmeleitung in festen, unbewegten, flüssigen oder gasförmigen Stoffen erfolgt die Weitergabe der Wärmeenergie nur zwischen den unmittelbar benachbarten Teilchen beziehungsweise Molekülen. Die am wärmeren Ort schneller schwingenden Moleküle übertragen dabei ihre höhere Bewegungsenergie durch Stöße auf die sich langsamer bewegenden Nachbarmoleküle an kälteren Stellen, bis diese sich ebenfalls erwärmt haben.

Wie überträgt sich die Wärme bei der Massage?

Da die verwendeten Steine eine recht hohe Wärmeleitfähigkeit besitzen, kann mit ihrer Hilfe der Haut schnell Wärme zugeführt werden und sie kann ebenso schnell weggeleitet werden. Der Effekt, den sich die Massage zu Nutze macht, ist folgender: Beim Übergang der Wärme von einem Körper auf einen anderen spielt die Wärmeleitfähigkeit beider eine entscheidende Rolle. Da die menschliche

Dass die Wärme vom Stein auf den Körper übergeht, scheint uns selbstverständlich – wie das genau funktioniert, lässt sich physikalisch erklären.

Haut gegenüber dem Stein eine deutlich geringere Leitfähigkeit besitzt und somit die zugeführte Wärmeenergie nicht im gleichen Umfang weitergeleitet werden kann, kommt es an der Übergangsstelle zum Wärmestau. Haut und auch Muskeln werden ziemlich stark aufgewärmt.

Bei den Behandlungen muss darauf geachtet werden, dass sowohl bei Warm- als auch bei Kaltanwendungen die Toleranzgrenze nicht überschritten wird. So haben Untersuchungen gezeigt, dass Temperaturen unter 9° C und über 49 °C nur noch als Schmerzreize wahrgenommen werden.

Eine einfache Möglichkeit, den Wärmeübergang zu mildern, besteht darin, zwischen Haut und Stein eine oder mehrere isolierende Stofflagen zu platzieren, denn die Wärmeleitfähigkeit von Baumwolle beispielsweise ist recht gering. Dies ist jedoch nur bei den Steinen möglich und sinnvoll, auf denen der Klient unbewegt liegt oder die der Therapeut ihm in die Hände gibt.

Jedes Material leitet die Wärme unterschiedlich schnell weiter – daher lassen sich für die verschiedenen Zwecke bestens unterschiedliche Stoffe einsetzen.

Konvektion und Wärmestrahlung

Für die Massage mit Steinen spielen die anderen beiden Formen der Wärmeübertragung kaum eine Rolle. Im Falle der Konvektion erfolgt die Wärmeübertragung durch den Transport von Teilchen, die ihre Wärmeenergie mitführen. Somit kann sie nur in Flüssigkeiten oder Gasen stattfinden – und in geringem Maße über den dünnen Ölfilm, der sich bei der Massage als Kontaktschicht zwischen Stein und Haut befindet. Im Rahmen anderer Thermotherapien wie zum Beispiel bei den Kneippschen Güssen oder Sprudelbädern ist diese Form der Wärmeübertragung allerdings von großer Bedeutung.

Die Strahlungswärme, die von jedem warmen Körper ausgeht, bewirkt eine weitere Form der Wärmeübertragung. In diesem Fall ist keine Materie für das Weitergeben der Energie erforderlich. Bei der Behandlung mit warmen und kalten Steinen spielt das keine große Rolle, immer gibt es direkten Körperkontakt.

Thermoregulation im Körper

Der Mensch ist wie alle warmblütigen Lebewesen auf eine konstante Körperkerntemperatur angewiesen und reagiert äußerst sensibel auf Temperaturreize. Bei uns beträgt diese Temperatur ungefähr 37 °C, sie wird von einem fein abgestimmten System der Thermoregulation überwacht.

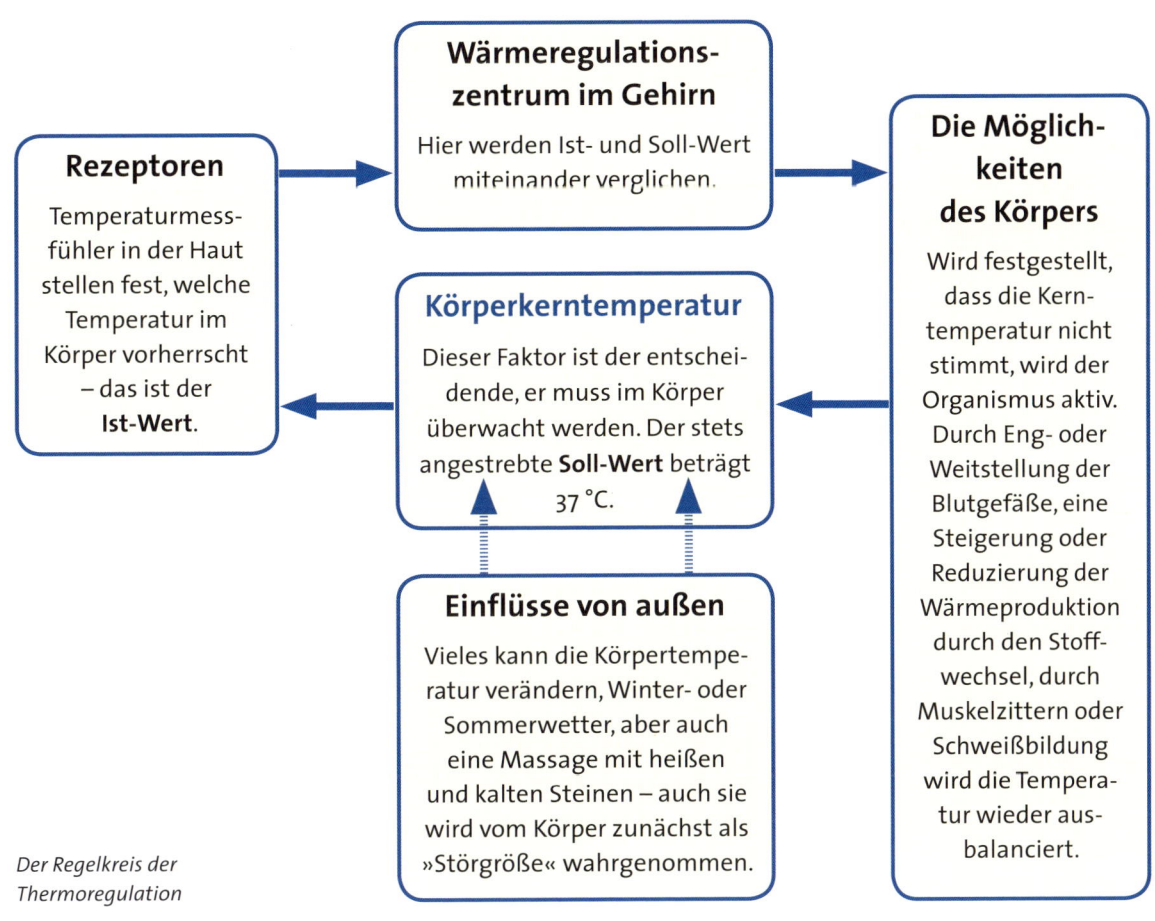

Wärmeregulations-zentrum im Gehirn

Hier werden Ist- und Soll-Wert miteinander verglichen.

Rezeptoren

Temperaturmess-fühler in der Haut stellen fest, welche Temperatur im Körper vorherrscht – das ist der **Ist-Wert**.

Die Möglich-keiten des Körpers

Wird festgestellt, dass die Kern-temperatur nicht stimmt, wird der Organismus aktiv. Durch Eng- oder Weitstellung der Blutgefäße, eine Steigerung oder Reduzierung der Wärmeproduktion durch den Stoff-wechsel, durch Muskelzittern oder Schweißbildung wird die Tempera-tur wieder aus-balanciert.

Körperkerntemperatur

Dieser Faktor ist der entschei-dende, er muss im Körper überwacht werden. Der stets angestrebte **Soll-Wert** beträgt 37 °C.

Einflüsse von außen

Vieles kann die Körpertempe-ratur verändern, Winter- oder Sommerwetter, aber auch eine Massage mit heißen und kalten Steinen – auch sie wird vom Körper zunächst als »Störgröße« wahrgenommen.

Der Regelkreis der Thermoregulation

Wie alles in unserem Organismus ist auch das Reagieren auf Temperaturreize genau ausgeklügelt, damit alle Körperfunktionen reibungslos ablaufen können.

Sensibel für alle Schwankungen

Temperaturveränderungen auf der Haut oder im Körperinneren werden von Messfühlern registriert. Diese Rezeptoren, die auch als Warm- und Kaltpunkte bezeichnet werden, melden die Änderungen der Oberflächentemperatur an das Wärmeregulationszentrum im Gehirn. Auf der gesamten Körperoberfläche wird die Zahl der Warmpunkte auf etwa 30 000 und die der Kaltpunkte auf ungefähr 250 000 geschätzt. Die Verteilung dieser Sensoren ist nicht gleichmäßig. Die Dichte der Kaltpunkte ist am Rumpf beispielsweise wesentlich höher als an den Extremitäten.

Die Summe der Informationen aus den äußeren und inneren thermosensitiven Strukturen ergibt den augenblicklichen thermischen Zustand, einen Ist-Wert. Dieser wird nun im Körpersystem mit dem vorgegebenen Sollwert verglichen. Liegt eine Abweichung zwischen beiden vor, wird alles dafür getan, den Sollwert wieder zu erreichen, bei dem der Körper optimal funktionieren kann. Es können die Blutgefäße enger oder weiter werden, Schwitzen, Zittern, Gänsehaut – all das sind Reaktionen des Körpers, die letztlich wieder zur angemessenen Temperatur im Inneren führen sollen.

Die annähernd gleich bleibende Körperkerntemperatur ist das Ergebnis einer geregelten Wärmeproduktion und Wärmeabgabe. Warm- und Kaltreize stören das Wärmegleichgewicht, deswegen muss der Körper aktiv werden und sich auf die geeignete Weise anpassen. Nur so kann er gut arbeiten.

Die Temperaturregelung bei der Steinmassage

Der menschliche Organismus, der seine gleichmäßige Kerntemperatur von etwa 37 °C erhalten will, empfindet die warmen und kalten Steine während der Massage als eine Störung.

Die Professional Stone Massage, die ich anbiete, beginnt mit warmen Steinen. Die Reaktion des Körpers: Die Blutgefäße werden erweitert, es strömt mehr Blut in den erwärmten Bezirk. Die Haut zeigt dabei eine leichte bis mittelstarke Rötung und sie erwärmt sich spürbar. Das wiederum wirkt entspannend.

Die kühlen Marmorsteine, die später zum Einsatz kommen, haben eine stärkere Reizwirkung und stellen somit einen intensiveren Eingriff in das Wärmeregulationssystem dar. Schließlich kann die Temperaturdifferenz zwischen den warmen und kühlen Steinen bis zu 60 °C betragen!

Das bleibt natürlich nicht ohne Effekt: Das Blut, das durch die Wärme vermehrt in die Hautgefäße transportiert worden ist, wird beim Hautkontakt der kühlen Marmorsteine in tiefere Gewebe – in die Muskulatur oder die Organe – zurückgezogen. Das geschieht, indem sich die Blutgefäße in der Nähe der Steine schnell zusammenziehen. Durch den Wechselreiz wird so die Anpassungsfähigkeit der Gefäße trainiert.

Darüber hinaus wird aber nicht nur die Durchblutung der Körperoberfläche und der Muskulatur beeinflusst. Über die reflektorische Wirkung, den so genannten Haut-Eingeweide-Reflex, werden auch die den jeweiligen Hautzonen zugeordneten Organe angesprochen. Das kann eine der möglichen Erklärungen dafür sein, warum die Massage mit heißen und kalten Steinen lindernd bei den verschiedensten Beschwerden und förderlich für das Wohlbefinden allgemein sein kann.

Insgesamt hat der gezielte Einsatz von Kälte einen reaktiv erwärmenden Effekt auf den Organismus. Vor allem bei chronischen Muskelverspannungen sollten die Temperaturen häufig gewechselt werden. Durch die wechselweise verstärkte und dann wieder gedrosselte Hautdurchblutung wird auch die Blutzirkulation in der Muskulatur beeinflusst. Wird mit den Steinen zusätzlich massiert und geklopft, entstehen Vibrationseffekte, die die Muskulatur weiter entspannen lassen.

Dass man sich nach einer Steinmassage so entspannt und wohlig fühlt, lässt sich physikalisch und biologisch begründen.

Water and Stone Therapy

Ob als Wellness-Behandlung oder im therapeutischen Bereich, die Massage mit heißen und kalten Steinen löst Verspannungen, lindert Schmerzen – und tut einfach nur gut. In diesem Kapitel finden Sie unter anderem den genauen Ablauf einer typischen Ganzkörpermassage beschrieben.

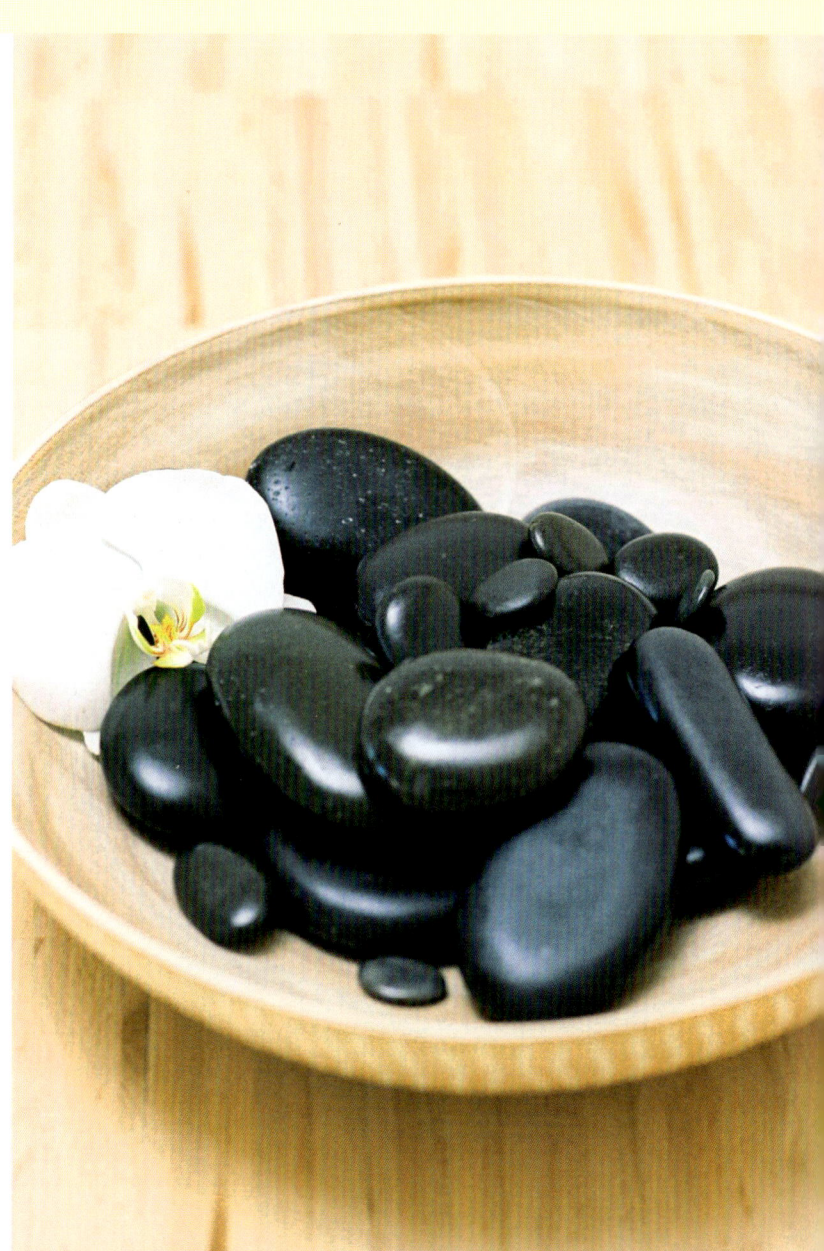

Water and Stone – meine Form der Steinmassage

Das Leben hält immer wieder neue Entwicklungschancen bereit. Für mich war es Anfang 2007 so weit, mich von LaStone zu trennen und eigene Wege mit den Steinen zu beschreiten. Seither biete ich Steinmassagen und auch Seminare zur Ausbildung in diesem Bereich unter dem Namen »Water and Stone Therapy« an.

Wasser und Stein – die ideale Verbindung

Die neue Bezeichnung passt perfekt zu meinem Verständnis dieser Arbeit. Das Wissen um die Wirkung von Temperaturen auf den menschlichen Körper habe ich mir an der Sebastian-Kneipp-Schule in Bad Wörishofen, der früheren Wirkungsstätte von Pfarrer Sebastian Kneipp, erworben. In der weltweit bekannten Kneipp-Therapie ist Wasser das Medium, mit dem die Temperaturreize an die Haut des Patienten gebracht werden. Die Massagesteine wiederum wurden vom Wasser geschliffen und erhielten durch dieses Medium ihre weichen und glatten Formen, die sie erst zum Massieren geeignet werden lassen. Jahrtausendelang kamen sie mit dem Wasser in Berührung, das ihnen auch kosmische Informationen eingab. Vor der Behandlung selbst werden sie schließlich im Wasser erhitzt, denn nur so ist eine Temperaturkontrolle möglich. Water and Stone – eine äußerst kraftvolle Verbindung.

Alles, was ich Ihnen nun bezüglich der Materialien, des Behandlungsablaufes und so weiter schildere, bezieht sich auf die Methode der Water and Stone Therapy. Es trifft aber mit einigen Abweichungen auch für die LaStone Therapy und allgemein für die Hot Stone Massagen zu.

Wasser und Stein – das sind die grundlegenden Elemente, die die Massagetechnik so angenehm und erfolgreich machen.

Der professionelle Arbeitsplatz

Wenn Sie zu einem Therapeuten oder einem Anbieter von Wellness-Behandlungen kommen, der mit heißen Steinen massiert, werden Sie immer eine bestimmte Grundausstattung und verschiedene Gerätschaften vorfinden, die für das Massieren notwendig sind.

- Im Zentrum steht natürlich die Massagebank, auf der Sie Platz nehmen. Sie sollte eine kleine separate Kopfstütze haben, was wesentlich bequemer ist als ein Nasenschlitz in der Bank – denn wenn der Rücken behandelt wird, liegt man eine ganze Zeit lang auf dem Bauch und dem Gesicht.
- Auf einem Arbeitstisch versammeln sich die Gerätschaften, die bei einer Massage mit Steinen etwas umfangreicher sind als bei anderen Massageformen. Der Tisch muss also stabil sein und ein Gewicht von etwa 35 Kilogramm tragen können.

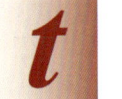

Tipp

Wenn Sie sich selbst ab und zu ein bisschen Wohlgefühl mit der Steinmassage verschaffen wollen, brauchen Sie sich nicht gleich dieses ganze Equipment zuzulegen. Ab Seite 50 finden Sie Anregungen zur Selbstbehandlung.

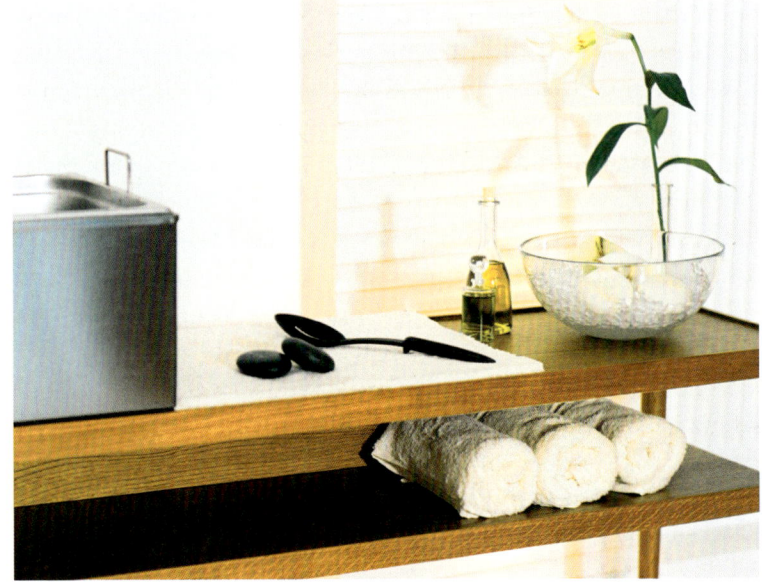

Heizgerät und Eisschüssel gehören zur Ausstattung des Steinmasseurs.

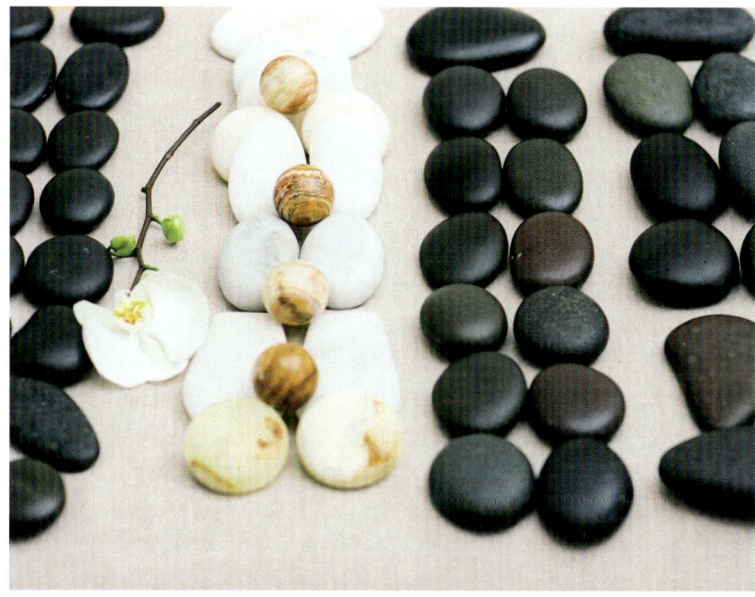

Ein großes Set der schönen, runden, glatten Therapiesteine wartet auf seinen Einsatz.

- Auf dem Tisch befindet sich das Heizgerät mit einem Thermostat, hierin werden die Basaltsteine erhitzt.
- Ein Thermometer ist zur Kontrolle der eingestellten Temperatur notwendig.
- Ein Schaumlöffel dient zum Entnehmen der Massagesteine aus dem heißen Wasser.
- Massageöl in einem hitzebeständigen Gefäß: Das Massageöl sollte im Heizgerät angewärmt werden.
- In einer bruchfesten Schüssel werden die Marmorsteine auf Eis gekühlt.
- Mindestens vier Handtücher sind nötig. Ein Tuch wird als Lärmschutz für das Heizgerät gebraucht. Die anderen sind notwendig, um die Steine abtrocknen zu können.
- Das Wesentliche: die Steine. Es wird ein Basissatz Basaltsteine benötigt, das sind 40 Stück. Zudem ein Basissatz Marmorsteine, das sind 14 Stück.

Ablauf einer Water and Stone Behandlung

Es ist ein Unterschied, ob ein Klient für eine Wellness-Behandlung zur Massage kommt oder aufgrund von Beschwerden und Symptomen, die therapeutisch bearbeitet werden müssen. Die meisten Faktoren, auf die man als Therapeut achten muss, betreffen beide Gruppen, im Folgenden werde ich mich aber verstärkt auf die Ganzkörperbehandlung zum Wohlfühlen und Entspannen beziehen. Dabei sei angemerkt, dass jede Behandlung anders ist. Die meisten – und die guten – Therapeuten lassen sich hier von ihrer Intuition leiten und geben jedem Klienten das, was er nach ihrem Gespür jetzt gerade benötigt.

> Es gibt keine zwei Klienten, die sich völlig gleichen, und auch keine zwei völlig übereinstimmenden Masseure. Außerdem ist jeder Tag anders – und somit jede Massage.

Das Rundum-Wohlgefühl für den Klienten – Aufgabe des Therapeuten

Wenn Menschen zu mir in die Praxis kommen, ergibt sich immer zuerst ein Gespräch. Hier erfahre und erfrage ich, warum derjenige gekommen ist, ob er akute oder chronische Beschwerden hat und was er sich von der Behandlung erhofft. Vor allem muss ich herausfinden, ob in gesundheitlicher Hinsicht Gründe vorliegen, die gegen eine Massage sprechen. Eine Reihe solcher Kontraindikationen finden Sie auf Seite 44. Nach all diesen Parametern baue ich die Behandlung auf. Auch wenn jemand »nur« für ein erholsames Stündchen Wellness zu mir kommt, muss ich wissen, worauf bei diesem Menschen zu achten ist.

Natürlich entdecken erfahrene Therapeutenhände dann, wenn sich der Klient auf der Massageliege ausgestreckt hat, schnell auch die Verspannungen, Schmerzbereiche oder »wunden Punkte«, die zuvor nicht angesprochen wurden. Dafür muss der Masseur immer offen, aufmerksam und entsprechend umsichtig sein.

Bequeme Lage

Ich bitte den Klienten auf die Liege und achte darauf, dass er bequem liegt. Vielleicht müssen beispielsweise die Knie mit einem Kissen unterstützt werden, damit die untere Wirbelsäule entlastet wird. Nur wenn der Klient gut liegt, kann er die Behandlung genießen und sich der Entspannung hingeben.

Für viele Behandlungen lege ich zuvor heiße Steine auf die Liege, es kommt ein Tuch darüber und der Klient legt sich mit dem Rücken auf die Steine. Das ist das so genannte Rücken-Layout (siehe Seite 60). Es berührt wesentliche Punkte seitlich der Wirbelsäule. Die Steine schmiegen sich in die Rückenstreckermuskeln und wärmen sie gut auf. Bereits jetzt kann der Klient in die weichen Arme der Entspannung sinken. In Bauchlage ist es möglich, einen Bauchstein unter dem Klienten zu platzieren, was meist auch als sehr angenehm empfunden wird.

Mit dem Rücken auf warmen Steinen liegen – das allein ist schon ein wundervolles Erlebnis.

Die passende Temperatur

Der Körper des Klienten wird eingeölt, dann beginnen die Steine mit ihrer Arbeit. Ich nehme das erste Paar aus dem Heizgerät, trockne es ab und beginne mit den ersten Strichen über den Körper. Da die individuelle Temperaturempfindung sehr unterschiedlich ist, muss ich jetzt schnell einschätzen, was für den jeweiligen Klienten angenehm und wirksam ist. Nach dem allerersten Kontakt mit den heißen Steinen muss mir bereits klar sein, welche Wärme die richtige ist – das können 45, es können aber auch 60 °C sein.

Das Massieren

Ich beginne am Kopf- und Schulterbereich und massiere dann den ganzen Körper des Klienten. Immer wieder lege ich ihm die Steine, mit denen massiert wurde, in die Hände oder auf die Füße, wenn diese etwas mehr Wärme vertragen könnten. Ich nehme neue heiße Steine aus dem warmen Wasser und massiere dort, wo der Kör-

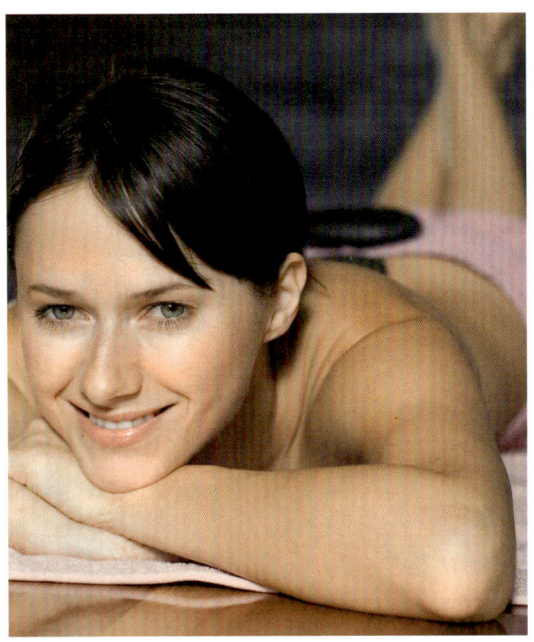

Die wohltuende Massage bringt einen Menschen ganz ins Erleben und Fühlen.

per es braucht. Zwischendurch kommen die kalten Steine zum Einsatz, hier informiere ich vorher den Klienten und bitte ihn, tief zu atmen, damit er nicht erschrickt. Die Dauer der Behandlung richtet sich ganz danach, in welcher Verfassung der Mensch ist, ob er aus therapeutisch relevanten Gründen zu mir kam oder eher aus Neugier. Gerade bei Massageserien ist es besser mit jeder Behandlung sowohl die Dauer als auch die Temperaturreize zu steigern.

Die Nachruhe

Nach einem so entspannenden Erlebnis wie einer Steinmassage ist es verständlicherweise nicht gut, sofort aufzuspringen und wieder in den Alltag zu stürzen. Ich lasse die Klienten immer noch eine Weile allein auf der Liege ruhen und gestalte das Danach so sanft wie nötig.

Das Erlebnis der Behandlung

Eine meiner Patientinnen schrieb all ihre Gefühle und Gedanken vor, während und nach ihrer ersten Behandlung mit heißen und kalten Steinen auf. Mit ihrem Einverständnis gebe ich die Eindrücke von ihrer Professional Stone Massage hier wieder, da sie noch einmal von Klientenseite aus darstellen, was bei einer solchen Behandlung geschieht.

Der Bericht einer Klientin

Die Vorstellung, auf Steinen zu liegen, ist mir zuwider. Sie sind genau dort ausgebreitet, wo ich mich jetzt hinlegen soll. Das kann nur hart und unangenehm sein! Hoffentlich muss ich nicht so lange darauf liegen. Wenn ich nicht so viel Vertrauen zu meiner Therapeutin hätte, wäre ich am liebsten schon davongelaufen, als sie mir die weißen, kalten Marmorsteine zeigte. Sie verursachten mir eine Gänsehaut. Und jetzt soll ich mich hier hinlegen. Ich bin sehr skeptisch!

Rücken-Layout, Chakra-Layout

Ich gleite auf das abgedeckte Steinebett. Wenigstens sehe ich jetzt die kalten Marmorsteine dort auf dem Tisch nicht mehr. Was für eine Überraschung! Das fühlt sich warm und weich an. Das können doch keine Steine sein, worauf ich hier liege!

Nun wird meine Vorderseite mit Steinen belegt. Im ersten Moment spüre ich noch die unterschiedlichen Temperaturen, im nächsten Moment habe ich sie bereits vergessen. Ich kann nicht sagen, wo es warm, wo es kühl ist. Ich gönne mir einen tiefen Atemzug und beschließe, mich auf die Behandlung zu konzentrieren.

Bei einer Behandlung mit heißen und kalten Steinen folgt ein angenehmer, interessanter Reiz dem nächsten – ein sanftes Abenteuer für die Sinne.

Schultern, Nacken, Gesicht und Kopf

Es dauert eine Weile, bis ich realisiere, dass ich mit Steinen massiert werde. Es fühlt sich wunderbar an! Wenn ich es nicht besser wüsste, würde ich annehmen, dass die Therapeutin sehr warme Hände hat.

Meine Schultern sind schmerzhaft verspannt. Deshalb bin ich zur Behandlung gekommen. Ich bin neugierig, ob das Lösen dieser Verspannungen mit den Steinen genauso gut funktioniert wie mit der klassischen Massage.

Den Kopf zu drehen tut schon weh. Jetzt spüre ich die unglaublich glatten und warmen Steine über meine angespannten Halsmuskeln gleiten. Die Therapeutin dreht meinen Kopf noch weiter zur Seite. Hurra, schießt es mir durch den Kopf, jetzt kann ich mit dem Auto bestimmt wieder rückwärts fahren, ohne nur auf den Rückspiegel angewiesen zu sein.

Jetzt bekomme ich die Information, dass es »kühl« wird, und bin gar nicht begeistert davon. Es ist so schön warm um mich herum und ich will keine Kälte. Aber ich werde erneut angenehm überrascht: Wie herrlich sind doch die kühlen Steine! Ich spüre, wie mein Blut in Wallung gerät, wie es anfängt zu arbeiten in meinen Armen, im Nacken. Liege ich immer noch auf Steinen? Ich spüre sie nicht mehr. Ich habe das Gefühl, zehn Zentimeter über der Massagebank zu schweben. Wie kann es sein, dass kalte Steine solche Wärme auslösen? Ich muss später nachfragen, ich bin jetzt zu entspannt, um zu reden oder zu denken.

Steine im Gesicht massieren meine Kaumuskeln und ich spüre deutlich, wie angespannt mein Kiefer ist. Im nächsten Moment weicht die Anspannung. Ich muss die Zähne nicht mehr zusammenbeißen!

Fußmassage

Ist das schön, Steine an den Fußsohlen zu spüren! Sie gleiten und drücken, sie heizen meine ewig kalten Füße auf. Die Steine machen mir meine Füße wieder bewusst, sie lenken meine Aufmerksamkeit immer an die Stelle, wo sie mich wärmen und liebkosen. Nach der Fußmassage bleiben sie an meinen Füßen liegen und halten sie warm. Herrlich! Ich bekomme kleine Steine zwischen die Zehen. Das muss ich mir merken: Die kann man als Abstandhalter beim Lackieren der Nägel einsetzen.

Die Körperseiten

Meine gesamte linke Seite wird eingeölt. Ich blinzle durch die Wimpern und fast bin ich überrascht, meine Therapeutin zu sehen. Ich fühle nur noch Steine.

Jetzt kommt mein armer muskelkatergeplagter Oberschenkel an die Reihe. Ich bin gestern zu lange geritten. Ein Wechselspiel von warm und kühl hüllt mich ein. Die Stimme der Therapeutin höre ich wie aus weiter Ferne, wenn sie mich auffordert, tief zu atmen, bevor die kühlen Marmorsteine meine Haut berühren. Es ist unglaublich, wie jeder Stein mein Bewusstsein genau an die Stelle führt, wo ich massiert werde.

Während die Steine über die Haut gleiten, kann einem allerhand über die eigenen Haltungsfehler bewusst werden.

Ich fange an, die Steine als Persönlichkeiten wahrzunehmen, und zweifle kurz an meinem Verstand. Aber mir geht es so gut, dass ich die Zweifel nicht beachte. Ich lasse mich fallen und fühle tiefes Urvertrauen. Die Steine beschützen mich, sie umarmen und liebkosen mich, sie fügen all die Einzelteile meines Körpers und meines Wesens wieder zusammen. Sie lassen mich schwerelos durch die Luft schweben und geben mir Sicherheit. Bilder aus meiner Kindheit flattern wie Träume durch mein Bewusstsein, Farben hüllen mich ein. Ich schwebe auf einer rosa Wolke.

Es ist, als würden viele kleine steinerne Helfer dafür sorgen, dass sich der Behandelte rundum gut fühlt.

Rückenmassage

Ich liege auf dem Bauch und blinzle durch das Loch der Kopfstütze, ich sehe die Füße meiner Therapeutin, sie bewegen sich wie bei einem Tanz. Da liegt noch ein schmaler Stein mit einer Feder, direkt unter meinem Gesicht. Eine Zeit lang halte ich noch Blickkontakt zu ihm, dann fallen mir die Augen zu. Jetzt ist nur noch Genuss pur angesagt. Ich werde immer schwerer, sinke in die Massagebank hinein und will nie mehr aufstehen. Eine Welle von Wärme hüllt mich ein und dann muss ich gänzlich weggedämmert sein, denn ich komme erst wieder zu mir, als die Therapeutin das Öl von meinen Händen und Füßen wischt und mich auffordert, tief zu atmen und mich zu dehnen.

Dieses besonders schöne Exemplar eines Chakra-Steins wird mit einer Feder versehen und am Kopfende unter der Liege platziert.

Das Nachher

Es dauert eine Weile, bevor ich ihre Frage nach meinem Befinden beantworten kann. Ich fühle mich so federleicht und habe ein Glücksgefühl in mir wie schon lange nicht mehr. Dann halte ich ein Glas Wasser in der Hand und spüre, wie durstig ich bin. Das Trinken bringt mich wieder auf den Boden der Tatsachen. Ich fühle mich hellwach und bin bereit, mich dem Leben zu stellen. Und mein Muskelkater ist auch weg.

Ich habe das Gefühl wie nach einem erholsamen Urlaub. Diese Behandlung scheint auch meine Augen verändert zu haben. Die Farben sind intensiver und ich ertappe mich dabei, dass ich alltägliche Dinge staunend wie ein Kind betrachte. Ich kann nicht fassen, dass die ganze Behandlung nur 90 Minuten gedauert hat.

Dieses euphorische Gefühl hält den ganzen Tag über an. Ich fühle mich gelassen und entspannt, egal was passiert. Selbst nach drei Tagen kann ich mir noch das Gefühl der Steine auf meinem Körper mühelos ins Gedächtnis rufen. Ich schlafe besser und das Schönste ist: Ich kann mich an meine Träume erinnern.

Aber nach einer Woche spüre ich leichte Entzugserscheinungen, ich falle langsam in meinen alten Trott zurück. Ich werde doch wohl nicht süchtig werden, denke ich bei mir, als ich einen neuen Behandlungstermin vereinbare. Ach was! Ich freue mich auf die nächste Steinmassage.

> Wer eine Steinmassage erlebt, wird noch eine ganze Weile von der positiven Erfahrung und dem Wohlgefühl zehren können.

Für wen ist die Hot Stones Massage geeignet?

Die Steinmassage tut gut, sie entspannt Körper, Geist und Seele und sie kann für unterschiedliche Beschwerden als Therapie angewendet werden. Pro und Kontra sind im Einzelfall immer abzuwägen, denn manchmal spricht auch etwas gegen diese Methode.

Wobei hat sich die Massage bewährt?

Als Ganzkörperbehandlung eignet sich die Massage mit heißen und kühlen Steinen hervorragend für gestresste Menschen, die mal abschalten, mal wieder ihren Körper spüren und aus dem Gedankenkarussell aussteigen wollen. Die Anwendung führt auch relativ schnell zu einer Verbesserung der Körperwahrnehmung.

Wer unter Muskelverspannungen, Verspannungen im Nacken oder verschiedenen Formen von Rückenbeschwerden leidet, ist bei einem Hot Stones-Therapeuten sehr gut aufgehoben. All diese typischen Symptome derjenigen, die zu viel und zu lange sitzen – im Auto oder am Computer – können mit den unterschiedlich temperierten Steinen und ein paar geübten Griffen zum Abklingen oder zum Verschwinden gebracht werden.

Ich habe es oft erlebt, dass Symptome und Beschwerden verschwanden, wegen der die Klienten gar nicht zu mir gekommen waren. Oft erweist sich die Water and Stone Therapy als eine effektive Begleitung für andere ärztlich oder therapeutisch verordnete Maßnahmen. Da sie so entspannend und erwärmend wirkt und bei vielen Menschen auch das Vertrauen ins Leben stärkt, tut sie dem Organismus insgesamt gut und kann damit auch seine Selbstheilungskräfte aktivieren.

Die Massage mit den Steinen bewährte sich bereits bei den unterschiedlichsten Symptomen – körperlich und auch emotional.

Vorsicht bei manchen Symptomen

Wie jede Behandlungsform ist auch die Massage mit heißen und kalten Steinen nicht für jeden und nicht in jeder Lebenssituation geeignet. Ich möchte Ihnen nur einige Kontraindikationen, also Beschwerden und Zustände, die gegen eine solche Behandlung sprechen, nennen, bei denen sich auch die im folgenden Kapitel erläuterten Eigenbehandlungen und Partnermassagen verbieten. Ärzte und Therapeuten wissen über diese Symptome sehr genau Bescheid, bitte wenden Sie sich an diese Fachleute, wenn Sie sich nicht sicher sind, ob eine Steinmassage für Sie in Frage kommt.

Vor der eigentlichen Massage zeige ich den Klienten im Gespräch schon mal die Steine.

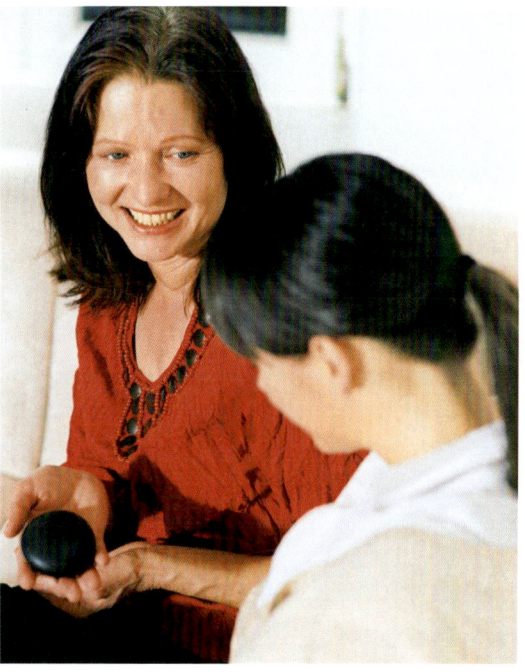

Hier ist die Steinmassage nicht geeignet!

Folgende Hinweise dienen der Vorsicht im Umgang mit erwärmten oder gekühlten Steinen. Bei bestimmten Symptomen sollten Sie sich nicht mit Steinen massieren oder massieren lassen.

• Bei allen Hauterkrankungen dürfen die betroffenen Bezirke nicht mit Temperaturen gereizt werden. Das würde die Hautreaktionen und eventuellen Juckreiz nur verstärken. Bei Neurodermitis sollte der Kontakt mit Wärme und Kälte und vor allem mit Massageöl, dem ätherische Öle zugesetzt sind, an den betroffenen Stellen vermieden werden.

• Bei offenen Wunden und frischen Narben darf nicht massiert und nicht mit Wärmereizen gearbeitet werden.

• Wenn Sie blutverdünnende Mittel einnehmen, sind Massagen tabu, da Sie sonst großflächige Blutergüsse davontragen können.

• Diabetiker reagieren sehr sensibel auf Massage- und Temperaturreize. Sie sollten nur von gut ausgebildeten Therapeuten behandelt werden.

• Menschen mit Nierenfunktionsstörungen und Dialysepatienten sollten von der Massage Abstand nehmen.

• Krebs-, Aids- und Herzpatienten müssen sich unbedingt an ihren Arzt wenden, bevor sie Massagen irgendeiner Art in Erwägung ziehen. Gutartige Tumoren wie Lipome, Myome, Fibrome müssen bei einer Massage großzügig ausgespart werden.

• Bei allen unklaren Bauchbeschwerden dürfen keine Temperaturen oder Massagegriffe angewendet werden.

• Über 60 Prozent der Deutschen leiden an venösen Durchblutungsproblemen. Bei diesen geschädigten Gefäßen darf auf keinen Fall Wärme oder Druck angewendet werden. Wenn Sie nicht sicher sind, ob es sich um eine Krampfader handelt, fragen Sie Ihren Arzt.

• Bei Arteriosklerose und anderen Erkrankungen der Beinarterien (zum Beispiel der Schaufensterkrankheit) sind weder Massagen noch thermotherapeutische Reize erlaubt.

• Gegen eine Massage und Wärmereize sprechen auch alle akuten Infektionen, vor allem mit Fieber.

• Bei Übergewicht sollte starker Druck mit den Steinen vermieden werden. Da stark Übergewichtige ihr Herz stärker belasten, sollten bei ihnen auch keine heißen Temperaturen im Brustkorbbereich angewendet werden.

• In der Schwangerschaft gilt: bitte keine Selbstbehandlung!

• Kindliche Haut reagiert sehr sensibel auf Wärme, die Steine dürfen für sie deshalb nicht über 40 °C erwärmt werden.

Machen Sie keine Experimente an sich oder anderen! Wenn Sie ein hier nicht aufgeführtes Problem haben, fragen Sie am besten Ihren Arzt, ob er zu einer Steinmassage rät oder nicht.

Beispiele für die Wirkung der Water and Stone Therapy

Die Wirkungen, die in diesem Buch bereits öfters angesprochen wurden, sind so vielfältig wie die Menschen, die sich zu einer Steinbehandlung hingezogen fühlen. Schreibtisch-Arbeiter, die sich mit ihrem steifen und schmerzenden Nacken schon abgefunden hatten, waren nach einigen Behandlungsterminen wieder schmerzfrei und gut beweglich. Kopfschmerz-Geplagte konnten aufatmen und wieder ohne Tabletten und Dauerhämmern im Kopf leben. Gestresste und »Gejagte« lernten im Kontakt mit den Steinen, sich zu entspannen und dem Fluss des Lebens zu vertrauen.

Wenn irgendetwas im Bewegungsapparat schmerzt oder zwickt, lohnt sich der Versuch mit einer Steinmassage unbedingt.

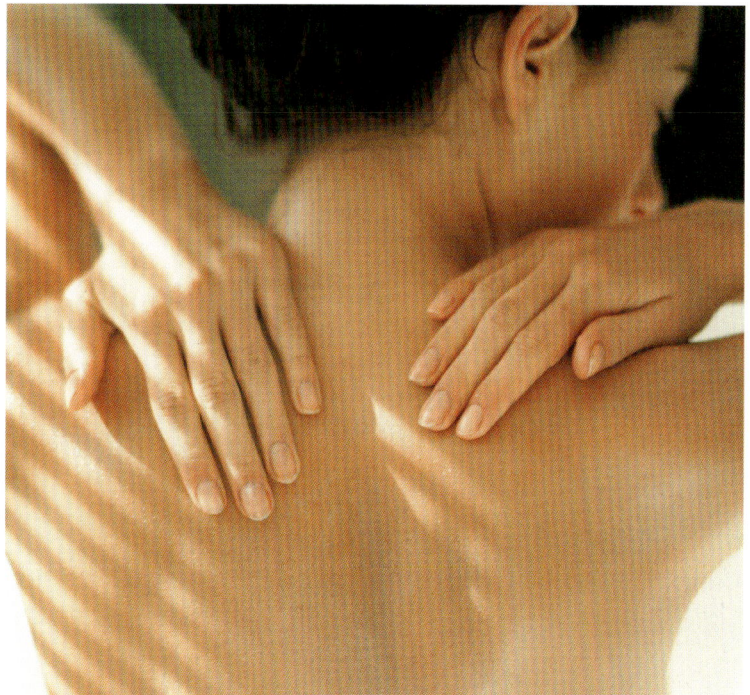

Bei unseren heute meist sitzenden Tätigkeiten stellen sich schnell Nackenschmerzen ein.

Entspannung auf allen Ebenen

Eine Patientin kam auf Empfehlung einer Freundin. Sie war Anfang dreißig und mir fiel besonders ihre angespannte und starre Mimik auf. Als sie für die Rückenbehandlung auf der Massagebank lag, erzählte sie mir, dass sie bisher jedem Masseur von der Bank gesprungen sei, weil sie kitzlig sei und es nicht ertragen könne, massiert zu werden. Eine für mich nicht gerade ermutigende Aussage! Als ich ihren Rücken einölte, begann sie zu kichern und wand sich wie ein Aal unter meinen Händen. Ich sandte ein stummes Stoßgebet gen Himmel, nahm das erste warme Steinepaar und machte Streichungen mit festem Druck über die Beine und den Rücken.

Sofort entspannte sie sich fühlbar und begann genussvoll zu schnurren. Ich verzichtete auf alle tiefen Massagegriffe und erwärmte ihren Rücken, der unter Hochspannung stand (deshalb das kitzlige Gefühl), um ihn anschließend mit Marmorsteinen wieder zu kühlen. Nach einigen Wiederholungen von warmen und kühlen Streichungen beendete ich die Behandlung. Ich spürte ihre Enttäuschung, ließ mich aber nicht auf eine Fortsetzung ein. Als sie sich aufsetzte und ich ihr Gesicht sehen konnte, war ich überrascht über die Veränderung. Sie lächelte und erklärte sofort, dass sie noch diese Woche einen weiteren Termin wolle, um wieder das herrliche Gefühl der Entspannung zu erleben.

Die junge Frau wurde zu einem Dauergast in meiner Praxis. Es war noch viel Arbeit nötig, um ihre seit Jahren aufgebauten Spannungen zu lösen, aber wie sie selbst immer wieder betonte: Sie genoss jeden Augenblick und spürte die Veränderungen.

Einfach nur Trost

Manche Menschen kommen auch zu mir, um sich von den Steinen trösten zu lassen. So erschien eines Tages eine Patientin ohne Termin und bat mich, sie still in einer Ecke sitzen zu lassen und ihr einen Stein in die Hand zu geben. Als ich eine halbe Stunde

Selbst Menschen, die sich eigentlich gar nicht gern massieren lassen, können sich bei der Steinmassage oft völlig entspannen.

später dann Zeit für sie hatte, fand ich sie weinend mit dem Stein immer noch auf ihrem Stuhl sitzend vor. Schluchzend erzählte sie mir, dass ihr der Stein geholfen hätte, sich über ihre Gefühle klar zu werden.

Ich legte sie auf eine Massagebank, gab ihr in jede Hand einen Stein und hielt ihre Füße in meinen Händen. Jetzt war sie in der Lage, den ganzen Schmerz, ihre Enttäuschung und Verletzung loszuwerden, die sich in den letzten Tagen aufgestaut hatten. Als der Ausbruch vorüber war, ging es ihr wesentlich besser. Sie gab mir die Steine zurück, immer noch erstaunt über die Wirkung, und ich lud sie zu einer Tasse Tee ein.

Die zwei Handsteine legte ich auf meine Terrasse. Aber am Abend, als ich sie zu ihren Kollegen zurückbringen wollte, mochte ich sie immer noch nicht anfassen. Zu viel Schmerz war in ihnen. Ich grub ein Loch in mein Rosenbeet, legte die Steine hinein und bedeckte sie mit Erde. Tage später grub mein Schäferhund sie wieder aus und legte sie in die Wiese.

Wenn uns die Steine eine ganze Menge von unserem Leid abgenommen haben, brauchen sie erst einmal Ruhe und am besten eine Reinigung in der Natur.

Die Therapeutin – oder doch die Steine?

Ein älterer Herr buchte in einem Kurhotel drei Behandlungen und erzählte mir bei der ersten Sitzung, dass er seit Jahren ein Schulter-Arm-Syndrom hätte. Ich beschäftigte mich also vor allem mit der schmerzhaften Schulter, massierte dort mit heißen und kühlen Helfern und nach der dritten Sitzung war der Klient schmerzfrei. Ich war selbst überrascht, wie schnell die Steine gewirkt hatten, und nahm ohne lange zu überlegen seine Einladung zu einem Abendessen an.

Meine Überraschung war groß, als er mir dann einen riesigen Blumenstrauß überreichte und mir dabei ernsthaft einen Heiratsantrag machte, weil er sich so sehr in mich verliebt hätte. Ich schenkte dem sehr rüstigen 96-Jährigen einen Stein, denn ich war überzeugt, dass es in Wirklichkeit die Therapiesteine waren, in die er sich verliebt hatte, und weniger ich.

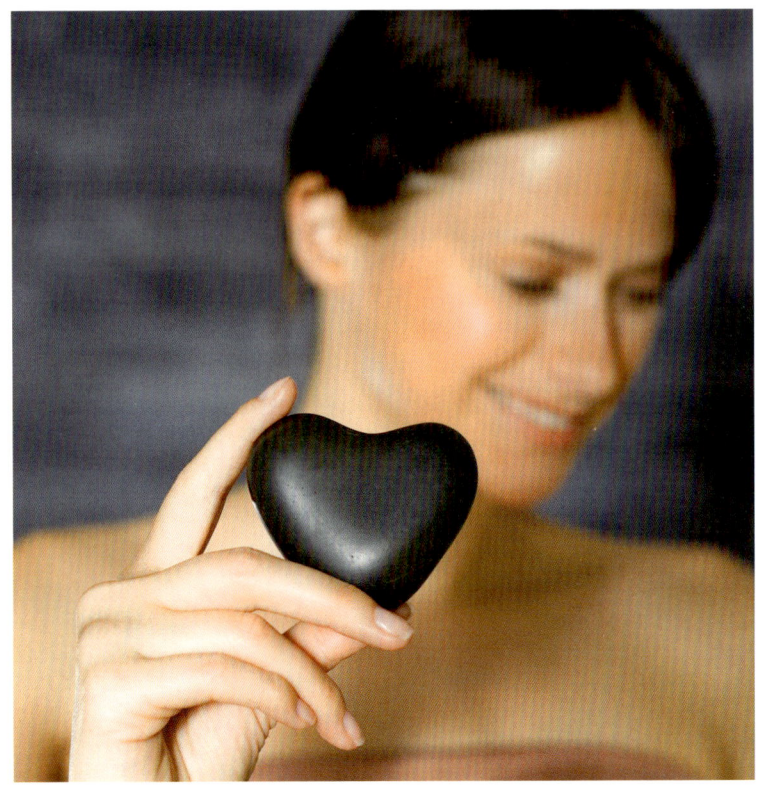

Viele, die mit den Steinen in Berührung kommen, öffnen ihnen ihr Herz.

Einen geeigneten Therapeuten finden

Die Behandlung mit den Steinen ist zu einem echten Boom geworden. Bei Therapeuten und Klienten wurde die Massage mit dem heißen Basalt und dem kühlen Marmor immer beliebter. Und wie überall dauerte es auch hier nicht lange, bis sich Trittbrettfahrer fanden, die ohne Hintergrundwissen plötzlich Massagen und Massagekurse anboten. Ich erlebe in meinen Ausbildungsseminaren immer öfter, dass Kursteilnehmer erzählten, dass sie so ein Angebot besucht hätten und maßlos enttäuscht wurden. Es gab und gibt Massage-Blitzkurse, die nur wenige Unterrichtsstunden enthalten und keine praktikablen Techniken geschweige denn Grundwissen über die Thermotherapie vermitteln.

Das Zertifikat

Für Patienten und Klienten ist es daher schwierig zu unterscheiden, welche Hot Stones Massage denn nun gut und welche weniger gut ist, da die oft wohlklingenden Namen nichts über die Qualität der Behandlung aussagen. Ich habe inzwischen über 1500 Therapeuten auf diesem Gebiet ausgebildet und habe daher einen guten Einblick in diesen Markt. Ich kann Ihnen nur empfehlen, sich für einen Therapeuten zu entscheiden, der die LaStone Therapy oder die Professional Stone Massage nach der Water and Stone Therapy anbietet. Lassen Sie sich im Zweifelsfall sogar das Zertifikat zeigen.
Eine ganze Zahl nach LaStone und Water and Stone ausgebildeter Therapeuten finden Sie beispielsweise auf meiner Homepage (siehe Seite 93).

Neben einer guten Ausbildung und einschlägiger Erfahrung muss ein Therapeut seine Persönlichkeit und sein ganzes Wesen einbringen.

Das Persönliche

Ansonsten gilt wie in jedem Bereich, in dem sich ein Mensch einem anderen »in die Hände« begibt, dass ein persönliches Vertrauen möglich sein muss. Seien Sie es sich daher wert, auf Ihr Gefühl zu hören. Fühlen Sie sich in den Praxisräumen wohl und geborgen? Vermittelt Ihnen der Therapeut oder die Therapeutin das Gefühl, dass er oder sie für die Dauer der Behandlung für Sie da sein wird und sich ehrlich interessiert für Sie Zeit nimmt? Fühlen Sie sich mit Fragen oder Unsicherheiten angenommen? Scheuen Sie sich nicht, Fragen zu stellen und eigenverantwortlich zu entscheiden, ob Sie bei diesem Behandler bleiben wollen.

Selbstbehandlungen zum Wohlfühlen

Die Behandlung durch einen Profi ist durch nichts zu ersetzen. Dennoch können Sie für sich allein oder mit einem Partner sehr schöne Massage-, Entspannungs- und Wohlfühleffekte erleben, wenn Sie sich auf die Steine einlassen. In diesem Kapitel finden Sie jede Menge Hinweise dazu.

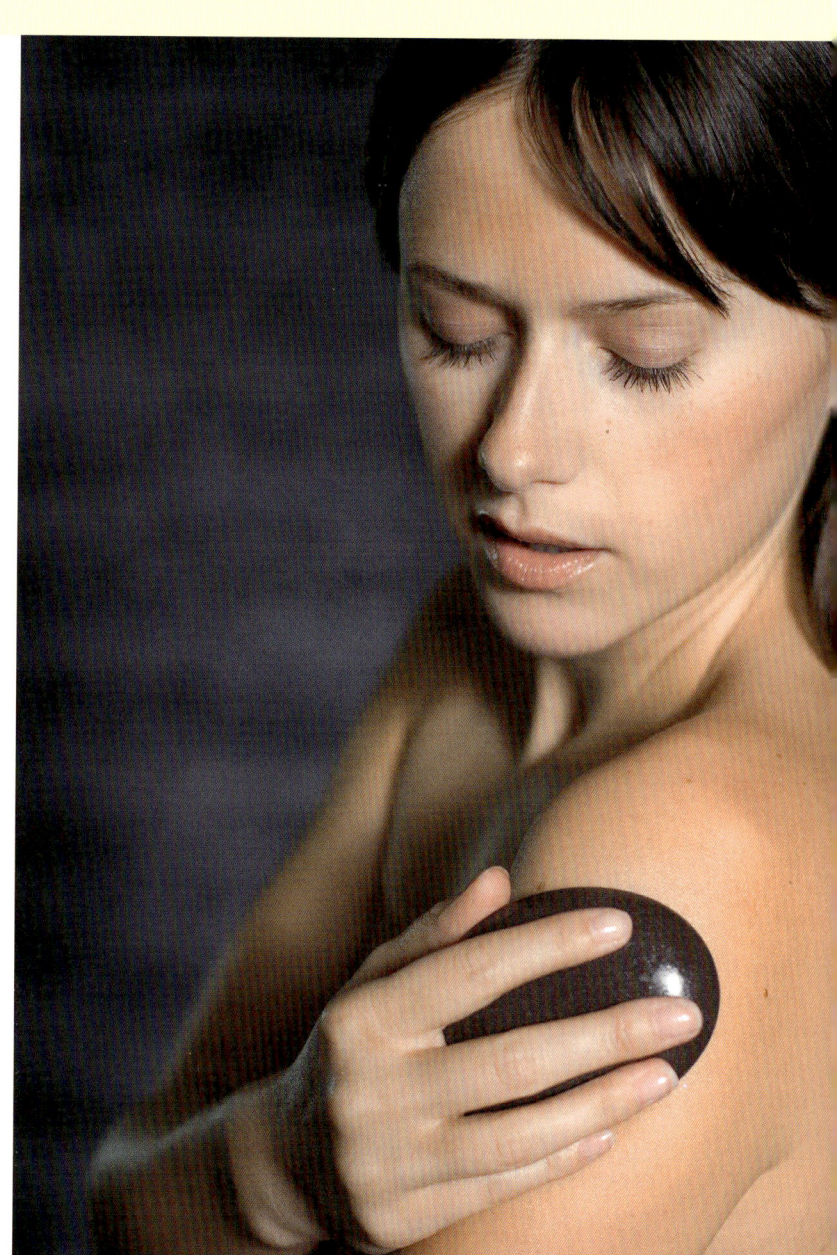

Steine – sie sind überall vorhanden

Eine Massage mit Steinen, wo sollte die besser beginnen können als in der Natur, wo die Steine überall zu finden sind? Wer sich selbst ab und zu eine angenehme Eigenbehandlung gönnen möchte, muss ganz und gar nicht auf die recht teuren Therapiesteine zugreifen. Er kann einfach selbst losziehen und seine »Masseure« am Fluss, am See oder am Meer suchen. Ich nenne vorzugsweise Gewässer, weil die Steine dort vom Wasser gerundet und geglättet wurden und somit auch gut auf der Haut entlanggleiten können.

Wellness unter freiem Himmel

Die vielleicht schönste Form der Eigenbehandlung ist die Massage in der Natur, an einem Badesee, einem Fluss, im Wald oder im eigenen Garten. An einem heißen Sommertag werden Steine in kurzer Zeit so weit aufgeheizt, dass man sich selbst damit massieren kann. Steine zum Kühlen legt man einfach ins Wasser. Wenn noch etwas Sand an den Steinen haftet, hat man gleichzeitig ein Körperpeeling gratis.

Die ersten Erfahrungen mit der Steinmassage können Sie bereits bei Ihrem nächsten Sonntagsausflug machen – es ist überhaupt nicht kompliziert.

Die richtigen Steine finden

Ziehen Sie los in die Natur und suchen Sie sich Ihre Steine. Dann werden Sie auch eine sehr persönliche und spezielle Beziehung zu ihnen haben. Außerdem macht es Spaß, draußen umherzustreifen, Sonne, Wind oder Regen zu erleben und bewusst einen direkten Kontakt mit der Erde aufzunehmen. Jeder Stein vermittelt ein anderes Berührungserlebnis, erzählt eine andere Geschichte. Nehmen Sie sich die Zeit, sich mit einem Stein, der Sie anzieht, zu unterhalten, lauschen Sie seiner Geschichte, meditieren Sie. Ich frage jeden Stein, ob er gewillt ist, mit mir zu kommen, mit mir zu arbeiten, ob er bereit ist, das Leben mit mir zu teilen. Sie werden überrascht sein, was Sie alles erfahren, wenn Sie sich meditativ auf diese Wesen einstellen.

Gegengaben

John Wertheim, der für mich in der Wüste von Arizona und an der mexikanischen Küste Therapiesteine sammelt, hat immer einen Sack Vogelfutter in seinem Truck. Für jeden Stein, den ihm Mutter Natur schenkt, gibt er eine Hand voll Vogelfutter zurück. Nach seiner Ansicht (die er von den Indianern übernommen hat) ist das Leben ein Geben und Nehmen. Er bekommt von Mutter Erde einen Stein und leistet dafür als Dank eine Gegengabe.

Der Umgang mit den Basalt- und den Marmorsteinen kann viel Achtung und Liebe zur Natur in uns wachsen lassen.

Welcher Stein ist richtig?

Jeder Stein, der sich gut der Hand anpasst, der eine sich weich anfühlende Oberfläche hat und Ihnen den Eindruck vermittelt, dass er mitkommen möchte, ist geeignet. Waschen Sie den Stein und probieren Sie ihn gleich an sich aus – streichen Sie damit über Ihre Arme oder Beine. Wie fühlt sich das an? Vor allem, wenn sich der Stein schon ein wenig in der Sonne aufgewärmt hat, werden Sie spüren, wie gut es tut, sich von ihm massieren zu lassen.

Eine Regel, die nicht ohne Ausnahme ist: Je dunkler der Stein, desto besser hält er die Wärme, je heller, desto besser ist er zum Kühlen geeignet. Bevor Sie Steine für eine komplette Massage verwenden, sollten Sie sie zuerst in Wasser erhitzen. Dadurch werden sie gereinigt und desinfiziert. Manche vertragen die Hitze nicht und zerspringen. Geben Sie diese Steine zurück in die Natur.

Leider sind bei uns viele Flüsse verunreinigt und von schlechter Wasserqualität. An solchen Gewässern wird man keine Steine mit förderlicher Energie finden. Steine, die dagegen vom Wasser eines klaren Gebirgsflusses oder eines gesunden Bächleins energetisiert sind, werden auch auf uns heilsam wirken können.

Massageangebote für den Hausgebrauch – was benötigen Sie?

Die Steine

Wie beschrieben können Sie die Steine selbst sammeln. Wenn Sie Therapiesteine kaufen wollen, finden Sie im Anhang des Buches Hinweise zu Bezugsquellen.

Warme Steine, also die zumeist dunkleren Steine, die Sie später erwärmen wollen, eigenen sich zum Massieren und für das Rücken-Layout, also das Muster, auf das Sie sich legen können. Hier benötigen Sie maximal 22 Steine: Zehn bis 16 für das Layout, das hängt von Ihrer Körpergröße ab, und mindestens sechs zum eigentlichen Massieren. Sie können rund oder oval sein, mehr oder weniger flach, der Durchmesser sollte etwa sechs Zentimeter betragen. Je nach Bedarf benötigen Sie auch noch die Chakra-Steine (siehe Seite 61).

Es kann große Freude machen, sich ein Set Massagesteine selbst zusammenzustellen – bei Wanderungen, Urlauben, allen Ausflügen in die Natur.

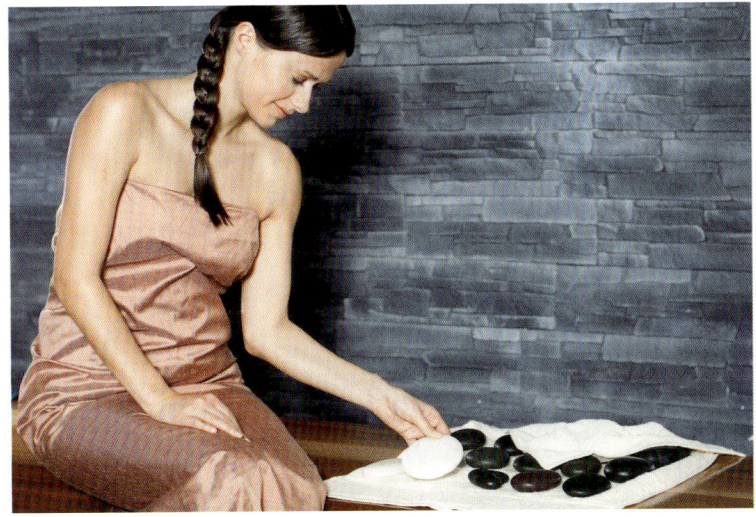

Nach einer Behandlung sieht man die Steine plötzlich mit ganz anderen Augen.

Zum Kühlen genügen vier Steine, in der Größe ähnlich wie die warmen Steine. Häufig sind sie heller, die meisten Therapeuten verwenden hier gern Marmor.

Das Aufwärmen beziehungsweise Kühlen der Steine

Auch hierbei ist es überhaupt nicht nötig, dass Sie sich professionelle Gerätschaften zulegen. Steine auf die richtige, das heißt angenehme und verträgliche, Temperatur zu bringen, kann nämlich ganz einfach sein.

Anfangs klingt es vielleicht etwas kompliziert, doch letztlich ist es in jedem Haushalt leicht möglich, sich selbst mit heißen und kühlen Steinen etwas Gutes zu tun.

Heiße Steine

Im Winter bietet es sich an, die Steine einfach auf die Heizung zu legen. Die Durchwärmung dauert dann je nach Größe des Steins bis zu 60 Minuten.

Aufwärmen der Steine für die Massage

Eine flache, hitzebeständige Schüssel oder ein flacher Topf mit einem Durchmesser von etwa 20 cm genügt, um die Steine anzuwärmen. Das Gefäß sollte unbedingt auf einer rutschfesten Unterlage stehen. Füllen Sie Wasser aus dem Hahn oder, wenn das nicht ausreicht, aus dem Wasserkocher, ein und lassen Sie es so lange abkühlen, bis es maximal 60 °C misst. Ein haushaltsübliches Bratenthermometer ist hier das geeignete Messinstrument.

Wenn Sie die zimmerwarmen Steine hineinlegen, senkt sich die Wassertemperatur natürlich etwas, das kann durchaus 15 bis 20 °C ausma-chen und eventuell müssen Sie warmes Wasser nachgießen. Lassen Sie die Steine etwa zehn Minuten durchwärmen.

Wenn Sie dann mit der Massage beginnen, sollten Sie unbedingt zuerst vorsichtig probieren, ob sich die Steine angenehm auf der Haut anfühlen. Das individuelle Wärmeempfinden variiert sehr stark und es besteht hier eine ernst zu nehmende Verbrennungsgefahr! Bei einer länger dauernden Behandlung wie der Partnermassage (siehe ab Seite 74) wird es nötig sein, zwischendurch immer wieder warmes Wasser zu den Steinen zu gießen.

Zur Massage können die Steine auch in heißes Wasser gelegt werden. Aber Vorsicht: Es kann schnell zu warm werden. Die Durchschnittstemperatur von heißem Brauchwasser aus dem Hahn liegt bei etwa 60 °C. In der Professional Stone Massage ist das bereits die absolute Höchsttemperatur. Nur durch spezielle Techniken ist es möglich, derart heiße Steine anzuwenden, ohne die Haut zu verbrennen. Wenn Sie vier bis sechs zimmerwarme Steine etwa zehn Minuten in 60 °C heißes Wasser legen und durchwärmen lassen, besteht keine Gefahr mehr, dass Sie sich verbrennen, denn in dieser Zeit kühlt es sich schon etwas ab.

Steine, mit denen massiert worden ist, sollten zum Wiederaufwärmen erneut ins warme Wasser gelegt werden. Es wird notwenig sein, dass Sie zwischendurch heiß nachgießen.

Vorsicht bei Kindern!

Die kindliche Haut ist wesentlich wärmesensibler als die Haut von Erwachsenen. Was für einen Erwachsenen angenehm ist, kann für Kinder unerträglich heiß sein. Hier ist eine Wassertemperatur von maximal 40 °C angebracht.

Kühle Steine

Wenn Sie kalte Steine anwenden möchten, sollten Sie sie für etwa eine halbe Stunde in den Kühlschrank legen. Keinesfalls in die Tiefkühltruhe, denn dort herrschen deutliche Minusgrade und ein Stein, der derartig kalt ist, kann sogar auf der Haut festfrieren! Es reicht völlig aus, wenn der Stein aus dem Kühlschrank kommt – Sie werden es spüren!

Massageöle

Das Öl ist ein wichtiger Bestandteil bei der Massage, auch wenn Steine verwendet werden. Es dient als Gleit- und Kontaktmittel und hilft bei der Wärmeübertragung vom Stein auf die Haut. Gleichzei-

Tipp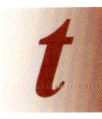

Vergessen Sie nicht, Ihre Steine nach jeder Behandlung gründlich zu waschen und zum Aufladen auf die Erde oder auf die Fensterbank in die Sonne zu legen!

tig ist das Öl eine Isolierschicht für den Körper und reduziert die Gefahr der Auskühlung. Sie können selbstverständlich handelsübliche fertige Massageöle verwenden, es macht aber auch Spaß, sich Öle und Düfte selbst zu mischen. So können Sie allergische Reaktionen weitgehend vermeiden. Hier ein paar Vorschläge:

Für Olivenöl-Liebhaber

Olivenöl ist nicht nur ein hervorragendes und vielseitiges Speiseöl. Auch als Hautöl leistet es gute Dienste, ist aber pur etwas zu dickflüssig und wird in diesem Rezept deshalb mit dem dünnflüssigeren Mandelöl kombiniert.

Mischen Sie:

> 30 ml Olivenöl
> 30 ml Mandelöl
> 2 Tropfen Ylang-Ylang

Schon seit Jahrtausenden nutzen die Menschen die aromatischen Essenzen der Pflanzen. Es lohnt sich, ein bisschen mit den Düften zu experimentieren, bis Sie Ihre Lieblingskombination für die Entspannung gefunden haben.

Avocado-Sonnenblumenöl-Mischung

Sie können Sonnenblumenöl auch pur für die Massage verwenden. Da es so gut wie keinen Eigengeruch hat, ist es die ideale Grundlage für ätherische Duftöle. Probieren Sie doch mal die folgende Mischung:

> 30 ml Avocadoöl
> 30 ml Sonnenblumenöl
> 2 Tropfen Melissenöl

Jojoba mit zartem Rosenduft

Jojobaöl ist vom chemischen Aufbau her gesehen kein Öl, sondern ein Wachs. In kaltem Zustand ist es deshalb auch fest. Es ist eines der besten Hautpflegemittel und auch für problematische Haut gut zu verwenden, da es kaum Allergien hervorruft. Die folgende Mischung können Sie auch als Gesichtspflege verwenden:

> 60 ml Jojobaöl
> 2 Tropfen Rosenöl

Ein Wort zur Qualität der Zutaten

Verwenden Sie nur beste, kaltgepresste Öle. Das Öl bleibt nach der Massage auf der Haut und darum sollte Ihnen das Beste gerade gut genug sein. Sie können fette Öle beliebiger Art in jedem Verhältnis mischen. Experimentieren Sie ein bisschen, Sie werden bald spüren, was Ihnen am besten bekommt.

Für den erfrischenden oder entspannenden, den sinnlichen oder eher kräftigen Duft und zudem gesundheitliche Effekte, die in der Aromatherapie seit langem bekannt sind, sorgen ätherische Öle. Der Kauf dieser edlen Zutaten für ein Massageöl ist Vertrauenssache. Ich empfehle Ihnen, dabei auf hohe Qualitäts- und Umweltstandards zu achten.

Tipp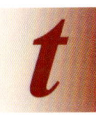

Achten Sie bei der Auswahl ätherischer Öle darauf, dass Sie nicht allergisch auf die Substanzen reagieren, denn dies ist durchaus auch bei reinen und natürlichen Stoffen möglich.

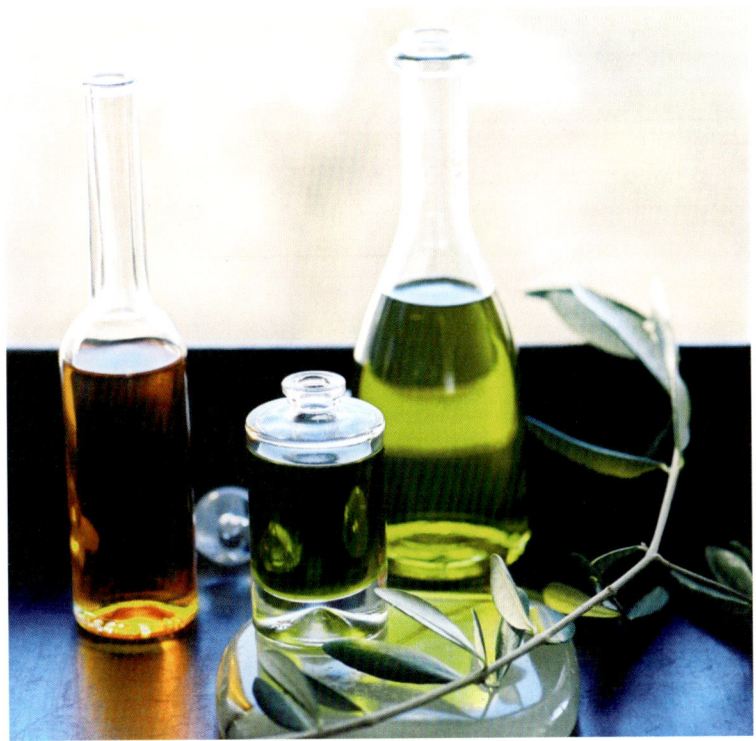

Duftende Öle – ein Fest für die Sinne.

Massage der Hände

Ganz einfach und zum Ausprobieren bestens geeignet ist eine Massage der Hände. Hierfür benötigen Sie je Hand zwei bis vier warme und einen kühlen Stein.

Zuerst ein Peeling?

Wenn Sie vorher ein Handpeeling durchführen, wird die Massageeinheit zusätzlich eine hautpflegende Behandlung. Für das Peeling nehmen Sie einen Teelöffel Öl und einen halben Teelöffel Salz. Mischen Sie beides und verteilen Sie es auf Ihren Händen. Machen Sie nun Bewegungen wie beim Händewaschen, und zwar so lange es sich angenehm anfühlt. Spülen Sie anschließend die Hände mit reichlich warmem Wasser gründlich ab. Cremen Sie sie dann mit wenigen Tropfen Öl ein.

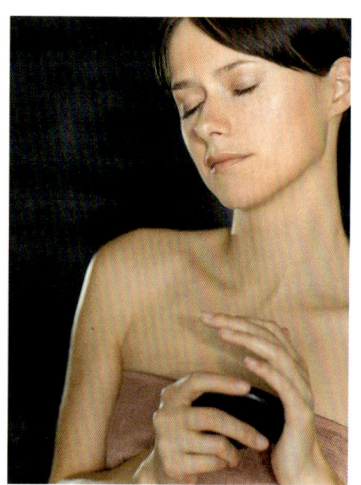

Eine Handmassage entspannt auch die Seele.

Die Massage

t Tipp

Wenn Sie entzündete oder schmerzende Finger- und Handgelenke haben, verwenden Sie besser kühlende Steine.

• Wärmen Sie zunächst die Handinnenfläche der einen Hand an, indem Sie einen warmen Stein mit Druck über die Haut führen. Dann können Sie die kleinen Handmuskeln mit kreisenden Druckreibungen massieren. Sie werden schnell merken, was sich am angenehmsten anfühlt.

• Mit dem nächsten Stein massieren Sie sanft den Handrücken und dann die einzelnen Finger. Machen Sie das so lange, wie Sie mögen, Sie können weitere warme Steine dazunehmen, wenn Ihnen die Temperatur nicht mehr ausreicht.

• Nehmen Sie dann einen gekühlten Stein und halten Sie ihn einfach in der massierten Hand, solange es Ihnen angenehm ist. Wenn sich die Haut rötet, haben Sie die gewünschte Reaktion bereits erreicht.

• Massieren Sie auf die gleiche Weise die andere Hand.

Massage der Füße

Angenehm entspannend und eine echte Wohltat im Sommer wie im Winter ist eine Fußmassage. Sie benötigen zwei bis vier warme Steine für jeden Fuß und jeweils einen kühlen Stein.

Zuerst ein Fußbad

Setzen Sie sich in einen bequemen Sessel und gönnen Sie sich ein warmes Fußbad; das Wasser sollte 36 bis 38 °C warm sein. Sie können einen angenehm duftenden Badezusatz beifügen. Auch für die Füße können Sie das für die Hände beschriebene Peeling verwenden und damit sanft Schrunden und Hornhaut entfernen. Trocknen Sie nach etwa fünf Minuten Ihre Füße gut ab, vor allem zwischen den Zehen, und tragen Sie anschließend ein paar Tropfen Massageöl auf.

Die Massage

• Führen Sie mit kräftigem Druck einen warmen Stein einige Male über die Fußsohle des ersten Beines. Drehen Sie den Stein dabei nach jeder Streichung, damit die Wärmeübertragung möglichst gleichmäßig ist. Dann massieren Sie den Fußrücken und die Knöchel. Sie werden schnell spüren, welcher Druck Ihnen angenehm ist. Verwenden Sie zwei bis vier Steine.

• Nun können Sie mit einem kühlen Stein über Fußsohle und Fußrücken gehen, solange es Ihnen angenehm ist. Wenn sich die Haut des massierten Fußes rötet, haben Sie die erwünschte Reaktion erreicht.

• Massieren Sie anschließend auf die gleiche Weise den anderen Fuß.

Tipp

Große Steine mit einem Durchmesser von etwa 20 cm kann man in kalten Winternächten auch mit ins Bett nehmen und die Füße daran aufwärmen, eventuell muss man sie in ein Handtuch wickeln.

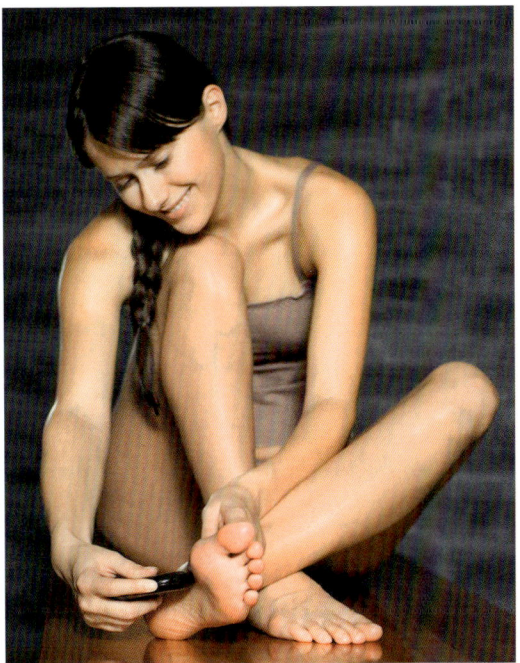

Eine Fußmassage tut dem ganzen Körper gut.

Das Rücken-Layout

Sanft in die Wärme der Steine versinken und dabei feststellen, dass sie sich weich und unendlich angenehm anfühlen – das können Sie ganz einfach mit einem Rücken-Layout. Sie brauchen dafür je nach Körpergröße zehn bis 16 flache, warme Steine.

Die Vorbereitung

Legen Sie die Layout-Steine etwa eine Stunde vor der Behandlung auf die Heizung oder geben Sie sie in eine Schüssel und übergießen Sie sie mit 60 °C heißem Wasser. Legen Sie ein Frotteehandtuch über das Gefäß, damit die Wärme nicht entweichen kann. Die Steine brauchen so etwa fünf Minuten, bis sie durchwärmt sind.

Mit einem Schaumlöffel können Sie die Steine aus der Schüssel nehmen und sie wie im Bild gezeigt auf ein Badetuch legen. Nun decken Sie die Steine mit einem oder zwei Geschirrtüchern ab.

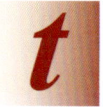

Tipp

Wenn Sie sich anschließend massieren wollen, legen Sie, nachdem Sie die Layout-Steine aus dem Wasser genommen haben, die Massagesteine hinein. Eventuell müssen Sie zwischendurch etwas heißes Wasser hinzufügen. Während Sie auf dem Layout liegen, werden die Massagesteine bereits aufgewärmt.

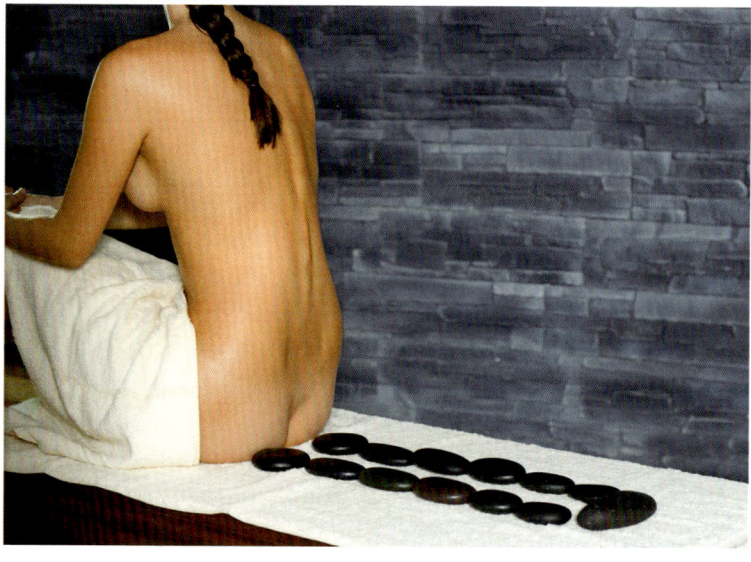

Die Steine für das erstaunlich angenehme Layout liegen so, dass sie die Wirbelsäule nicht berühren.

Der Genuss

Legen Sie sich mit dem Rücken auf die vorbereiteten Steine. Das Layout sollte nicht an der Wirbelsäule, den Beckenknochen oder den Schulterblättern drücken. Jetzt brauchen Sie sich nur noch zu entspannen. Lassen Sie Ihre Gedanken kommen und gehen, fangen Sie an zu träumen. Wenn Sie die Behandlung abends im Bett machen, werden Sie wahrscheinlich einschlafen. Wenn die Steine störend werden, schieben Sie sie einfach zur Seite.

Die Chakra-Steine

Zusätzlich zum Layout, zur Massage oder auch für sich allein können Sie die so genannten Chakra-Steine auflegen. Das harmonisiert den gesamten Organismus und ist eine sehr schöne Erfahrung.

Auf einem Layout liegend den Abend ausklingen lassen: Entspannen, genießen und gemütlich einschlafen – das ist eine schöne Möglichkeit, Abstand vom fordernden Alltag zu bekommen.

Chakras

Das Wort *Chakra* stammt aus dem Sanskrit und bedeutet »Rad« oder »Wirbel«. Es sind keine anatomisch festlegbaren Zentren, sondern vielmehr Energiewirbel der menschlichen Aura, die sich entlang der horizontalen Körperachse befinden. Die Chakras beeinflussen je nach ihrer Lage die Organfunktionen, den Kreislauf, die Hormontätigkeit, aber auch die Emotionen und Gedanken. In der Yoga-Lehre heißt es, dass sie dabei die kosmische Lebensenergie, das *Prana*, von dem alles Lebendige und so auch der Mensch durchdrungen ist, transformieren.

Allen Chakras sind traditionell Farben, Symbole, Mantras, Elemente und Gottheiten zugeordnet, die den energetischen Schwingungsfrequenzen des jeweiligen Energiewirbels entsprechen. Für das Auflegen der Steine sind die ersten sechs Chakras relevant, die Sie im Überblick auf den nächsten Seiten vorgestellt finden.

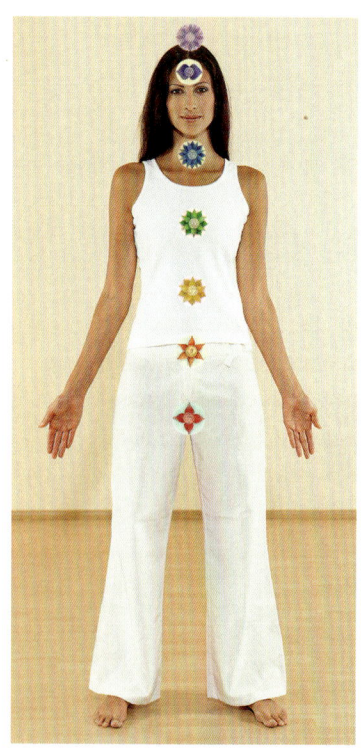

Die Chakras liegen übereinander auf der Körpermitte.

Wurzel-Chakra (Muladhara-Chakra)

- Das Wurzel-Chakra liegt in Höhe des Schambeins.
- Ihm zugeordnet sind der Dickdarm, der Enddarm, das Steißbein und die Beine.
- Bedeutung für die seelische Entwicklung: Ein ausgeglichenes Wurzel-Chakra fördert eine gesunde Beziehung zur Erde und zur Natur. Die Folgen einer geschwächten Basis sind Energiemangel, Antriebslosigkeit, Unsicherheit und ein Mangel an Urvertrauen.

Legen Sie einen großen Stein auf das Schambein.

Sakral-Chakra (Svadhisthana-Chakra)

- Das Sakral-Chakra liegt unterhalb des Nabels.
- Ihm zugeordnet sind die Geschlechts- und Unterleibsorgane sowie das Kreuzbein.
- Bedeutung für die seelische Entwicklung: Ein stabiles Sakral-Chakra sorgt für eine gesunde Beziehung zur Sexualität. Der eigene Körper wird bewusst angenommen und geliebt.

Legen Sie einen Stein unterhalb des Nabels auf den Bauch.

Solarplexus-Chakra (Manipura-Chakra)

- Der Solarplexus, auch Nabel-Chakra genannt, liegt unterhalb des Brustbeins in der Magengrube.
- Ihm zugeordnet sind Bauchspeicheldrüse, Magen, Gallenblase, Leber, Milz, Dünndarm, Bauchhöhle, vegetatives Nervensystem.
- Bedeutung für die seelische Entwicklung: Ein stabiles Nabel-Chakra verleiht Ausdauer, Geduld, Durchsetzungsvermögen und einen gesunden Menschenverstand.

Legen Sie einen Stein in die Magengrube.

Herz-Chakra (Anahata-Chakra)

- Das Herz-Chakra liegt in der Mitte des Brustbeins.
- Ihm zugeordnet sind das Herz, die Lunge, die Haut, die Hände und die Arme.
- Bedeutung für die seelische Entwicklung: Mit einem stabilen Herz-Chakra ist man in der Lage, gesunde Beziehungen einzugehen, das heißt auch, mit anderen innig zusammen sein und sich gleichzeitig abgrenzen zu können.

Legen Sie einen Stein auf die Mitte des Brustbeins.

Hals-Chakra (Vishuddha-Chakra)

- Das Hals-Chakra liegt in Höhe des Kehlkopfes.
- Ihm zugeordnet sind Hals, Kiefer, Kehlkopf, Speise- und Luftröhre, Halswirbelsäule und Ohren.
- Bedeutung für die seelische Entwicklung: Ein gesundes Hals-Chakra ermöglichst eine stabile Verbindung zwischen Verstand und Gefühl, es fördert das Streben nach Wahrheit.

Legen Sie einen kleinen Stein in die Halsgrube.

Stirn-Chakra (Ajna-Chakra)

- Das Stirn-Chakra, auch »Drittes Auge« genannt, liegt zwischen den Augenbrauen.
- Ihm zugeordnet sind Gehirn, Hormon- und Nervensystem.
- Bedeutung für die seelische Entwicklung: Ein starkes Stirn-Chakra stärkt das Selbstbewusstsein, es fördert die Intuition und ermöglicht Visionen und Einblicke in die innere Weisheit.

Legen Sie einen kleinen Stein oberhalb der Nasenwurzel auf die Stirn.

Es gibt eine große Zahl traditioneller und moderner Methoden, die Chakras zu aktivieren und zu harmonisieren. Die Arbeit mit den Steinen gehört dazu.

Die Chakra-Steine nutzen

In der Übersicht auf den vorhergehenden Seiten haben Sie bereits erfahren, wo Sie die Chakra-Steine auflegen können. Zur Harmonisierung empfiehlt es sich, immer alle Steine zu nutzen. Natürlich können Sie aber auch einzelne Steine auf den Energiezentren platzieren, die Ihrem Gefühl nach etwas Energie, Wärme oder Kühle oder ganz allgemein Unterstützung brauchen können.

Eine besondere Entspannungsbehandlung

Sie können mit den Steinen experimentieren und forschen. Gerade bei der Arbeit mit den Chakra-Steinen lässt sich viel Interessantes erspüren.

Diese Art der Behandlung können Sie sehr gut an sich selbst durchführen, aber natürlich können Sie sich damit auch verwöhnen lassen oder jemandem eine sanfte Freude bereiten.

Zuerst: warme Füße

Kalte Füße sind die schlechteste Voraussetzung, um sich zu entspannen. Ein warmes Fußbad durchwärmt Ihren gesamten Körper nachhaltig. Wenn Sie sehr niedrigen Blutdruck haben, können Sie bei der Entspannungsbehandlung zusätzlich einen großen, warmen Stein an die Füße legen und damit ein Auskühlen verhindern.

Entspannen mit den Chakra-Steinen

• Legen Sie sich angewärmte Steine ins Bett wie auf dem Bild von Seite 60 gezeigt. Decken Sie die Steine, wie oben schon beschrieben, mit einem oder zwei Geschirrtüchern ab. Wenn Sie Kleidung anbehalten, können Sie auf das Abdecken der heißen Steine verzichten. Denken Sie auch an einen Stein für die Füße, wenn Sie zu kalten Füßen neigen.

• Legen Sie sich mit dem Rücken auf das vorbereitete Layout. Achten Sie darauf, dass nichts drückt oder schmerzt.

• Decken Sie sich mit einem großen, nicht zu dicken Badetuch zu, damit Sie nicht frieren.

- Legen Sie jetzt die Chakra-Steine auf an die Stellen, die in der Übersicht genannt wurden und die Sie auch auf dem Bild sehen. Das lässt sich gut allein bewerkstelligen, wenn Sie die leicht angewärmten Steine zuvor in Ihre Nähe gebracht haben. Aber vielleicht können Sie auch Ihren Partner bitten, dies für Sie zu tun.
- Breiten Sie nun eine dünne Decke über sich und die Steine. Achten Sie darauf, dass Ihre Schultern und Füße zugedeckt sind. Die Wärme, die die Steine an Ihren Körper bringen, soll ja nicht gleich wieder entweichen können.
- Nun können Sie entspannen und immer mal wieder zu den einzelnen Steinen hinspüren – bis Sie das Gefühl haben, ganz mit ihnen verschmolzen zu sein.

Diese Lage auf den Steinen und in Kontakt mit den Chakra-Steinen kann als Grundlage für eine Massage dienen. Das aber ist allein nicht so einfach zu machen. Genießen Sie lieber die tiefe Entspannung und den Effekt der vielen Steine auf und unter Ihrem Körper. Mit einem Partner können Sie allerdings noch ein bisschen weitergehen, wie ab Seite 74 beschrieben wird.

Tipp

Lassen Sie sich überraschen, auf welche Weise die Chakra-Steine auf Sie wirken. Je offener Sie sind, umso mehr können Sie erfahren.

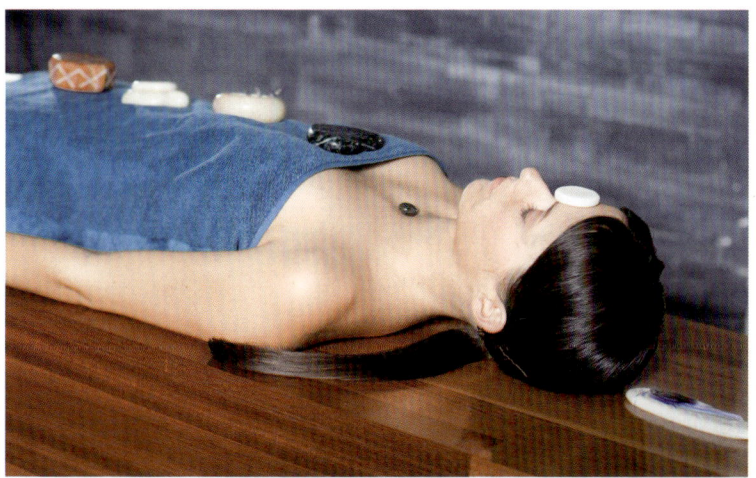

Die unterschiedlichen Chakra-Steine wirken jeder an seinem Platz. Am Scheitel lässt sich ein schmaler Stein für das siebente Chakra platzieren.

Stein-Kosmetik für das Gesicht

Vielleicht klingt es erst einmal ungewohnt für Sie – doch mit den Steinen können Sie auch für Ihr Gesicht eine ganze Menge tun. Für den Hausgebrauch eignen sich dabei vor allem kühle Steine.

Kleine Wellness-Einheiten zwischendurch

Probieren Sie mal die eine oder andere Anwendung aus den folgenden Vorschlägen. Sie dauern alle nicht lang und haben dennoch spürbare Effekte.

Muntermacher

Es müssen gar nicht immer Cremes und Salben sein, die die Spuren von Stress oder zu wenig Schlaf beseitigen helfen – versuchen Sie es mal mit kalten Steinen.

Morgens, nach der Reinigung des Gesichts, können Sie zwei bis vier gekühlte Steine verwenden, um Ihr Gesicht zu massieren. Sie werden als Sofortwirkung spüren, wie schnell Sie munter werden und dass sich Ihre Gesichtsfarbe rosig verändert. Nicht nur die Haut wird stärker durchblutet, auch das Gehirn.

Bei Pickeln und Akne

Wenn sich ein Pickel bemerkbar macht, legen Sie einen gekühlten Stein an die Stelle – und er kann verschwinden. Auch bei Akne haben sich kühle Steine als entzündungshemmende Maßnahme bewährt. Legen Sie sie einfach auf die betroffenen Stellen.

Bei müde wirkenden Augen

Wann immer Sie müde Augen haben, können Sie mit zwei kleinen kühlen Steinen Ihre Augenpartie entspannen. Massieren Sie sanft, kreisförmig um die Augen herum, ausgehend von den inneren Augenbrauenwinkeln, über die Brauen und unterhalb der Augen zurück zum Anfangspunkt. Drehen Sie nach jeder Umkreisung die Steine um und nehmen Sie frisch gekühlte, wenn sich die Massagesteine schon zu warm anfühlen.

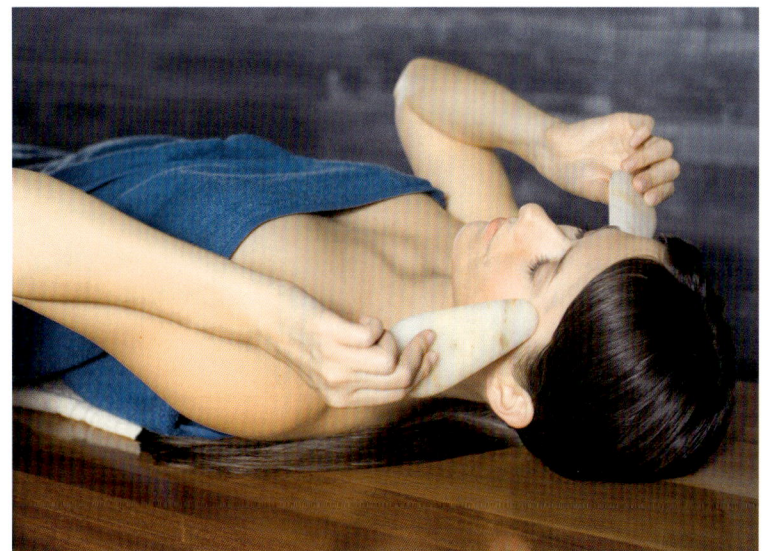

Eine Wohltat für die Augenpartie: kühle Steine

Nach klinischen Eingriffen

Nach medizinischen Eingriffen wie Botox- oder Kollagen-Injektionen ist das Auflegen kühler Steine wohltuend und unterstützend für die Heilung.

Vorsicht bei Couperose

Sind im Gesicht Äderchen geplatzt, sollten Sie weder mit Druck noch mit zu warmen oder zu kalten Steinen an diese Stellen herangehen.

Kosmetische Gesichtsmassage

Nehmen Sie sich doch ab und zu mal eine Stunde Zeit, um sich selbst eine kosmetische Gesichtsbehandlung zu geben. Sie können in Ihrem trauten Heim, wann immer Ihnen danach ist, ein individuelles Verwöhnprogramm starten.

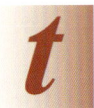

Tipp

Nutzen Sie die Chance auf ein echtes Wellness-Erlebnis: Machen Sie solch eine Gesichtsbehandlung nicht nebenbei – sondern mit Zeit und Muße und allen Sinnen.

Sorgen Sie dafür, dass Sie nicht gestört werden. Legen Sie eine CD auf und reduzieren Sie die Beleuchtung auf ein Minimum, Sie können auch ein paar Kerzen aufstellen, wenn Ihnen das gefällt. Stellen Sie alles bereit, was Sie benötigen, setzen Sie sich in Ihren Lieblingssessel und tun Sie sich selbst etwas Gutes.

Was Sie dafür brauchen

Neben Ihren sanften Helfern, den Steinen, benötigen Sie für diese Behandlung noch ein paar der typischen Utensilien für die Gesichtspflege:

- eine kleine Schüssel mit warmem Wasser
- zwei Gesichtsschwämmchen
- einige Handtücher
- eine Schüssel mit 60 °C heißem Wasser, in dem sechs Steine liegen
- drei kühle Steine aus dem Kühlschrank
- Jojobaöl

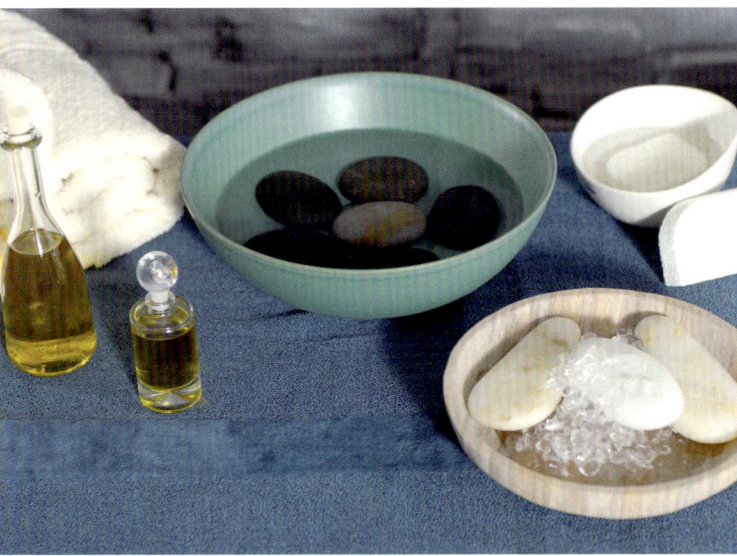

So etwa könnte das Set an Helfern aussehen, die Sie für eine verwöhnende Gesichtsmassage brauchen.

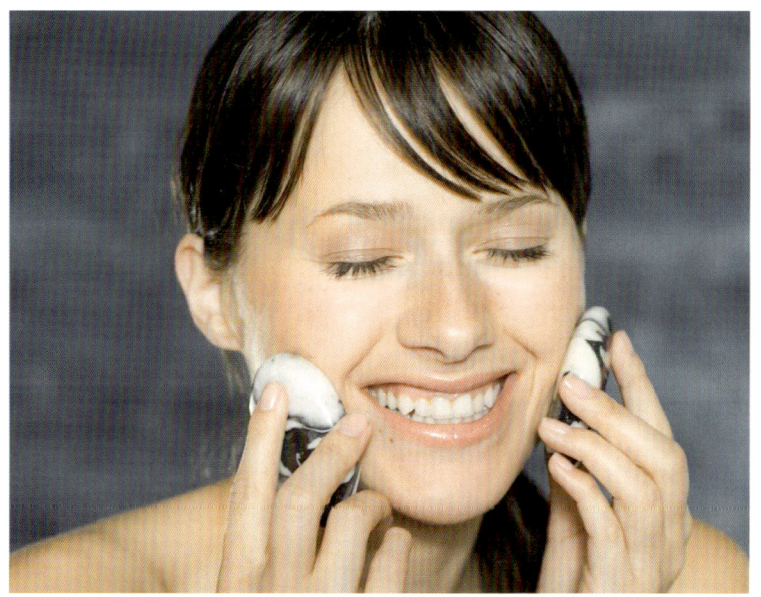

Nach einer kleinen Wellness-Einheit zu Hause hat man wieder gut lachen.

Zuerst die Reinigung

Zunächst reinigen Sie Gesicht, Hals und Dekolletee mit einer milden Reinigungslotion. Dann nehmen Sie die Lotion mit den angefeuchteten Reinigungsschwämmchen sorgfältig ab. Wenn Sie wollen, können Sie jetzt ein Gesichtspeeling anwenden. Nach einer sanften Massage nehmen Sie das Granulat mit den Schwämmchen ab.

Die Gesichtsmassage mit den Steinen

- Tragen Sie nach Reinigung und gegebenenfalls Peeling großzügig Jojobaöl auf Gesicht, Hals und Dekolletee auf.
- Nehmen Sie zwei warme Steine aus dem Wasser. Trocknen Sie sie ab und beginnen Sie mit langsamen kreisenden Bewegungen vom Kinn ausgehend mit der Massage für das ganze Gesicht. Gehen Sie mit sanftem Druck über die Wangen, um die Augen und Schläfen herum bis zur Stirn.

Im Gesicht wird natürlich sehr vorsichtig massiert. Sie werden schnell spüren, wie viel Druck an den einzelnen Stellen angenehm ist.

69

Wie bei fast jeder Massage ist auch bei der Arbeit mit den Steinen ein gutes Öl nötig.

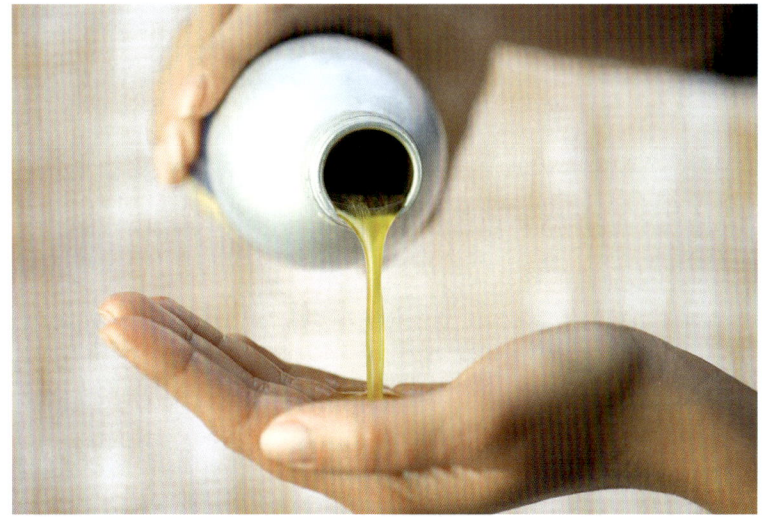

• Wenn Ihnen die Steine im Gesicht zu heiß sind, warten Sie eine Minute oder streichen Sie mit dem Stein ein paar Mal über Ihre Unterarme, um sie abzukühlen.

• Nehmen Sie das nächste Paar Steine und wiederholen Sie den Vorgang so oft, wie es Ihnen gut tut.

• Massieren Sie jetzt mit zwei kühlen Steinen sanft über die Haut des ganzen Gesichts. Sie werden die belebende und durchblutende Wirkung sofort spüren.

• Zum Abschluss nehmen Sie einen kühlen und einen warmen Stein. Beide sollten nahe zusammenbleiben: Der kühle folgt dem warmen Stein auf seinem Weg über die Haut.

Die Pflege danach

Das Öl wird jetzt weitgehend in die Haut einmassiert sein. Sie können nun eine Maske Ihrer Wahl auftragen und nach den Empfehlungen des Herstellers einwirken lassen.

Nehmen Sie die Maske anschließend mit viel Wasser ab und tragen Sie zum Schluss eine Feuchtigkeitscreme auf.

Nach dem kompletten Pflege- und Massageprogramm werden Sie sich fühlen wie nach einem Spa-Wochenende.

Nach dieser Behandlung werden Sie sich wie neugeboren fühlen. Ihre Haut ist gut durchblutet und bestens versorgt. Zum Abschluss trinken Sie ein großes Glas Wasser.

Jede Menge Möglichkeiten

Jetzt haben Sie schon einige Methoden kennen gelernt, wie Sie die Steine als Ihre kompetenten Partner für Schönheit, Entspannung und Gesundheit nutzen können. Experimentieren Sie ruhig mit ihnen und lassen Sie sich von ihnen selbst zu weiteren Möglichkeiten verführen.

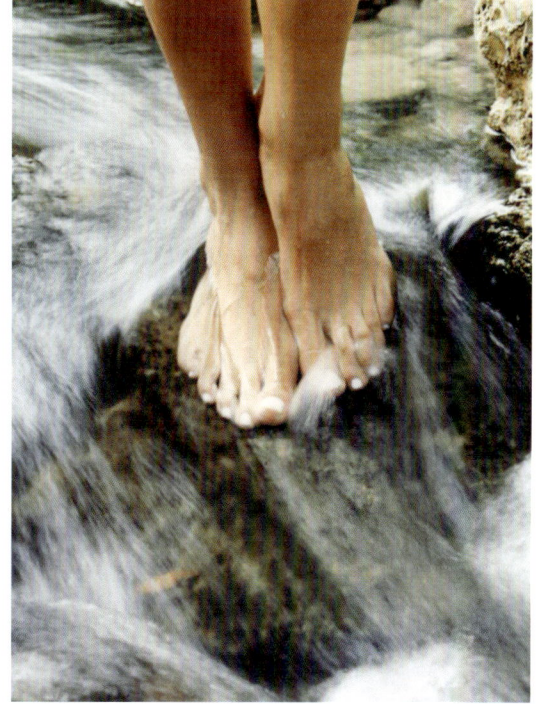

Ein klarer Bach und ein paar rund geschliffene Steine – beste Vorraussetzungen für eine erfrischende Pause

Erfrischung beim Wandern

Wenn Sie auf einer Bergtour erhitzt an einem Bächlein rasten, können Sie sich eine besondere Aufmunterung gönnen: Nehmen Sie ein paar rund geschliffene Steine aus dem kalten Wasser, halten Sie sie eine Weile in den Händen und spüren Sie die angenehme Kühle. Nehmen Sie einen weiteren Stein und streichen Sie damit sanft über die Arme, die Beine und die Füße, die dann plötzlich gar nicht mehr müde wirken werden.

Eine Steinmassage nach dem Schwimmen

Wenn Sie im Sommer Abkühlung in einem Badesee suchen, haben Sie die besten Voraussetzungen, um sich selbst zu verwöhnen. Denn draußen finden sich immer Steine, die man zur Massage verwenden kann. Damit der Stein sanft über die Haut gleiten kann, sollten Sie zuerst Öl, das kann auch Sonnenschutzöl oder -lotion sein, auftragen.

Heiße Ware aus der Sonne

An einem heißen Sommertag werden dunkle Steine in der prallen Sonne so heiß, dass man sie kaum anfassen kann. Also Vorsicht! Testen Sie zuerst, damit Sie sich nicht verbrennen. Setzen Sie den Stein fest an die Haut und lassen Sie ihn über Ihren Körper gleiten. Und schon haben Sie den ersten Massagegriff, die Streichung, ausgeführt. Sie können so Ihre Arme, die Beine und sogar das Gesicht massieren. Sie merken schnell, welchen Druck Sie am angenehmsten finden.

Wenn Sie tiefer gehen wollen, stellen Sie den Stein auf eine der abgerundeten Kanten oder Spitzen und massieren in Kreisen. Für den Rücken bitten Sie Ihren Partner um Hilfe.

Wenn Sie erst einmal ein paar der beschriebenen Angebote ausprobiert haben, werden Sie merken, dass Sie fast immer und überall kleine entspannende Massagen genießen können.

Kühlung aus dem Wasser

Wenn Sie rechtzeitig ein paar Steine ins Wasser legen, haben Sie sogar kühle Steine zur Verfügung, die Sie nach Belieben einsetzen können. Die Wärme- und Kälterezeptoren sind allerdings nicht gleichmäßig in unserer Haut verteilt. So werden Sie an empfindlichen Körperstellen die kühlen Steine eher als unangenehm empfinden. Das ist immer da, wo die Konzentration der Kältepunkte sehr hoch ist, wie im Lendenbereich, am Bauch und an den Innenseiten der Arme und Beine. Wenn Sie jedoch gezielt ausatmen, bevor Sie die Kühle an die Haut bringen, ist es wesentlich angenehmer. Probieren Sie es einfach aus.

Ein Spaß für alle

Wenn Sie sich bei einem Picknick, der Wanderung oder dem Badeerlebnis gegenseitig mit Steinen massieren, werden Sie schnell erspüren, was wem gut tut. So wird die ganze Runde bald in einen intensiven Austausch darüber versunken sein, wie man sich am besten verwöhnen kann. Wann immer ich im Freien meinen Mann oder Freunde massiere – es finden sich stets Zuschauer ein, die auch behandelt werden wollen. Also passen Sie auf, dass der Spaß nicht in Arbeit ausartet!

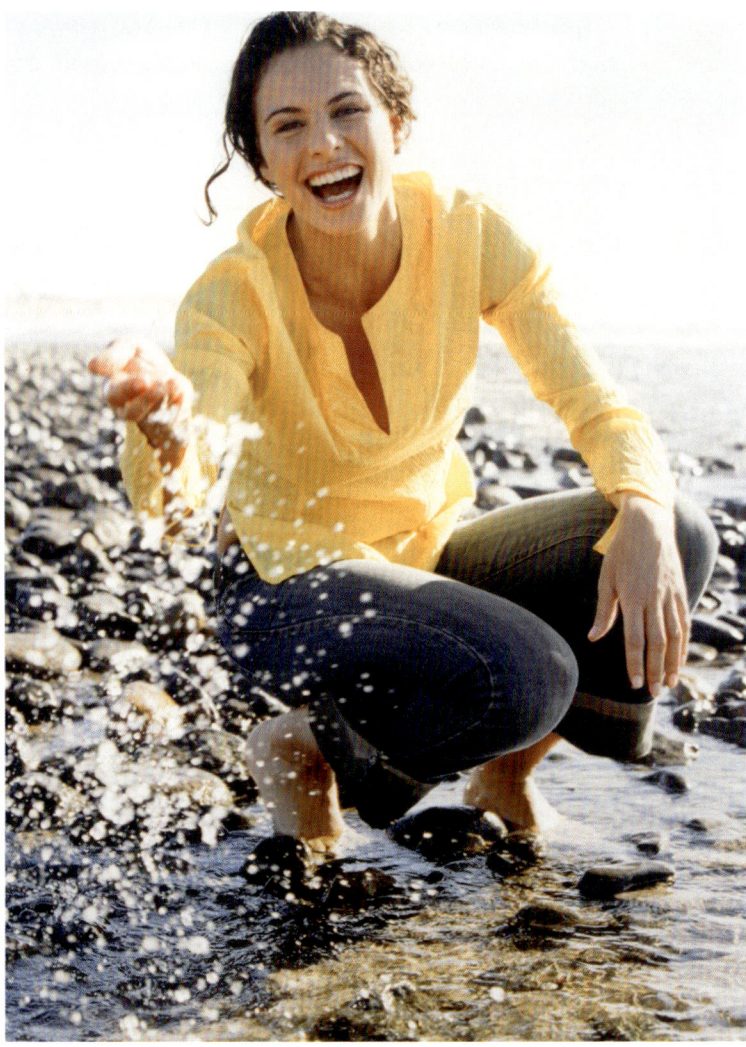

Die Natur bietet uns alles, was wir brauchen – Freude inklusive.

Partnermassage

Die Massage mit Steinen kann ein sehr schönes und verbindendes Erlebnis sein. Wenn Sie zusammen mit Ihrem Partner ein Fest der Sinne erleben wollen, gönnen Sie sich doch eine Ganzkörpermassage mit heißen und ein paar kühlen Steinen. Wie Sie dabei am besten vorgehen, erfahren Sie auf den folgenden Seiten.

Die Vorbereitung

Legen Sie sich zuerst alles zurecht, was Sie brauchen und sorgen Sie für eine weiche Unterlage für Ihren Partner und für sich selbst. Schalten Sie mögliche Störquellen wie das Telefon ab, damit Sie die Behandlung nicht unterbrechen müssen. Das würde Ihren Partner aus der Entspannung reißen.

Die Unterlage

Wie die meisten Menschen werden Sie wahrscheinlich keine Massagebank im Haus haben. Dann können Sie Ihren Partner problemlos auf dem Boden massieren. Wenn Ihnen das gar nicht möglich beziehungsweise angenehm ist, geht es natürlich auch auf einer Liege oder dem Bett.

Wenn Sie auf dem Boden arbeiten, eignen sich Camping-Isoliermatten und Deckenauflagen zur Polsterung. Auch eine ausrangierte Matratze tut hier noch gute Dienste. Legen Sie ein großes Bettlaken darüber. Zum Zudecken brauchen Sie ein Badetuch. Ein besonderer Luxus sind zudem angewärmte Tücher!

Ein sinnlich-angenehmes Ambiente

Machen Sie es sich beiden im Raum so richtig gemütlich. Dämpfen Sie das Licht, zünden Sie Kerzen an und legen Sie Ihre Lieblingsentspannungsmusik auf.

t Tipp

Machen Sie sich bewusst, dass Sie für die nächste gute Stunde für das Wohlgefühl Ihres Partners verantwortlich sind. Überlegen Sie also immer wieder, was ihm jetzt gut tun könnte.

Heizen Sie ordentlich: Unbekleidet und in Ruhe empfindet man eine Umgebungstemperatur von etwa 28 °C am angenehmsten, der Wärmehaushalt des Körpers bleibt so im Gleichgewicht. Bei einer üblichen Raumtemperatur von etwa 22 °C würde der Massierte eher frieren. Wenn es bei Ihnen nicht wärmer wird, sollten Sie Ihren Partner immer an den Stellen, die gerade nicht massiert werden, gut zudecken.

Das sollten Sie bereitlegen

Der Raum ist angenehm temperiert und schön beleuchtet. Sie haben das Massagebett und die Tücher zum Zudecken vorbereitet. Stellen Sie nun folgende Utensilien bereit:

• Kissen, dicke Nackenrolle oder eine zusammengerollte Decke für eine bequeme Lagerung

• heiße Steine: Sie benötigen zehn bis 16 warme Steine für das Rücken-Layout, sechs verschiedengroße Chakra-Steine und etwa acht Steine zum Massieren und Händewärmen.

• etwa vier kalte Steine im Kühlschrank

• Schüssel oder Topf mit heißem Wasser, in das Sie die Steine geben. Halten Sie Wasser bereit, um bei Bedarf immer mal wieder nachzuwärmen.

• Massageöl: Ab Seite 55 finden Sie ein paar Tipps und Rezepte für sinnliche Massageöle mit ätherischen Ölen.

• Handtücher

Wichtig ist, dass gleich am Anfang alle Materialien bereitgelegt werden. Dann muss nicht immer wieder unterbrochen werden und der Massierte kann sich ganz der Entspannung hingeben.

Die erste Phase der Entspannung: ein Fußbad

Ein Fußbad vor der eigentlichen Behandlung erwärmt nicht nur die Füße, sondern den ganzen Körper Ihres Partners. Die Wassertemperatur sollte hierbei nicht mehr als 38 °C betragen. Geben Sie einen duftenden Badezusatz ins Wasser – baden Sie Ihre Füße,

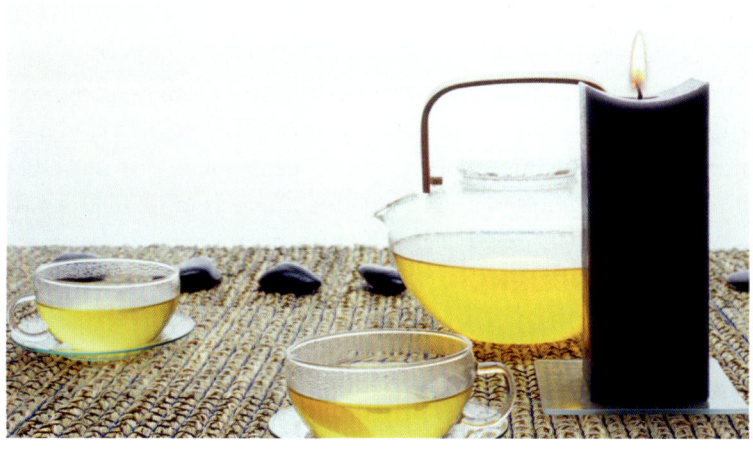

Machen Sie es sich bereits bei der Vorbereitung der Massage richtig gemütlich.

wenn Sie wollen, gleich mit – und trinken Sie zusammen eine Tasse Tee. Diese »Vorbehandlung« bringt Sie beide bereits in einen entspannten Zustand.

Legen Sie jetzt, wenn Sie so in Ruhe zusammensitzen, den Massageschwerpunkt fest. Worauf wollen Sie sich besonders konzentrieren? Hat Ihr Partner schmerzhafte Verspannungen am Rücken vom ewigen Sitzen vor dem Computer oder schwere Beine vom langen Stehen oder überlastete Füße nach einem Marsch? Besprechen Sie auch, ob aus gesundheitlichen Gründen generell etwas gegen eine Massage oder gegen das Massieren an bestimmten Körper- beziehungsweise Hautstellen spricht (siehe Seite 44).

So ein Massageabend kann eine große Bereicherung für Ihre Beziehung sein, vielleicht lernen Sie einander auf eine ganz neue Weise kennen.

Nehmen Sie sich nicht zu viel vor. 60 Minuten sind völlig ausreichend, um eine tiefe Entspannung zu erreichen. Und Sie selbst wollen sich ja auch nicht überanstrengen.

Die Massage der Vorderseite

Wenn Sie an der Vorderseite massieren wollen, sollten Sie ein paar Tipps zur Lagerung beachten, damit Ihr Partner bequem liegen und sich wirklich genussvoll entspannen kann.

Bequemes Liegen

Bei der Rückenlage unterstützen Sie die Knie Ihres Partners mit einer zusammengerollten Decke oder einer dicken Nackenrolle. Man liegt so entspannter als mit ausgestreckten Beinen, da die Lendenwirbel entlastet werden.

Der Kopf sollte in der Rückenlage nicht nach hinten überstreckt sein, in diesem Fall ist ein kleines Kopfkissen angebracht. Beim ersten Mal probieren Sie einfach aus und fragen nach, in welcher Lage sich Ihr Partner am wohlsten fühlt. Beim nächsten Mal wissen Sie dann schon genau, wie Sie ihn am besten lagern.

Decken Sie Ihren Partner nun mit dem Badetuch zu und schlagen Sie die Füße und die Schultern zusätzlich mit dem Laken, auf dem er liegt, ein. Vor allem die Füße müssen immer warm gehalten wer-

Eine gute Lagerung ist sehr wichtig. Nicht umsonst nutzen Massage- und Therapiestudios ausgeklugelte Liegen und Methoden zur bequemen Unterstützung.

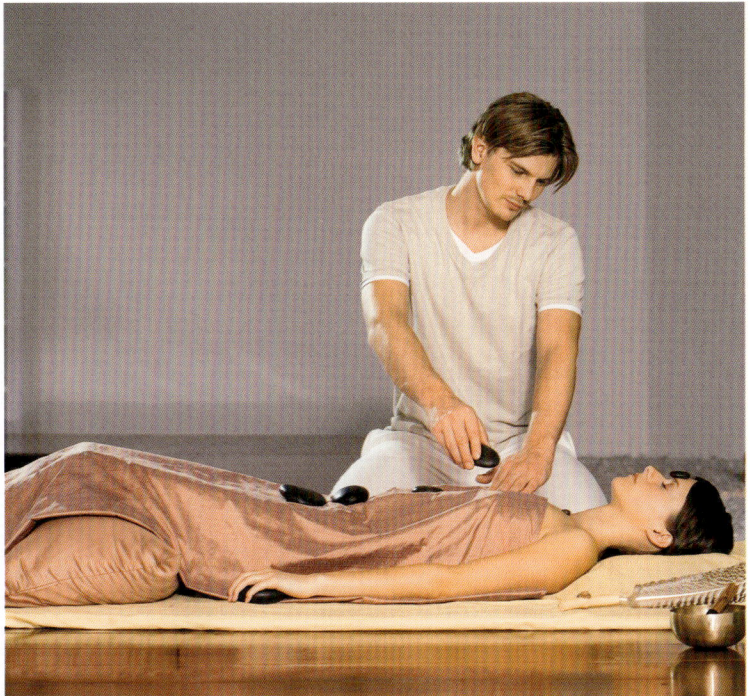

Eine entspannungsfördernde Lage ist auch am Boden kein Problem.

den. Bei chronisch kalten Füßen ist es auch sinnvoll, einen besonders großen heißen Stein oder eine Wärmflasche an die Sohlen zu legen. So kann sich der Liegende tiefer entspannen.

Das Rücken-Layout

Jetzt ist es Zeit für die heißen Steine unter dem Rücken. Bitten Sie Ihren Partner, die Knie anzuziehen, bevor Sie ihm zum Sitzen aufhelfen. Lassen Sie das Laken um seine Schultern gelegt. Legen Sie die flachen Rücken-Layout-Steine so wie auf dem Bild gezeigt hinter ihn. Lassen Sie Platz für die Wirbelsäule, unter die niemals ein Stein zu liegen kommen sollte.

Nun kann sich Ihr Partner vorsichtig und von Ihnen unterstützt auf die Steine gleiten lassen. Wenn Steine an Wirbeln, Schulterblättern oder Hinterkopf drücken, versuchen Sie sie so zu verschieben, dass sie nicht mehr stören. Falls dies nicht gelingt, entfernen Sie die störenden Steine.

Decken Sie Ihren Partner mit dem Badetuch ab und schlagen Sie das Laken wieder um Schultern und Füße.

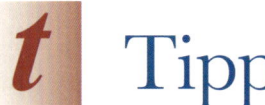

Tipp

Sie können Ihren Partner direkt am Rücken halten oder aber Sie fassen an die Zipfel des Lakens. So kann er sich ohne großen Muskelaufwand aufrichten und auch wieder auf die Layout-Steine legen.

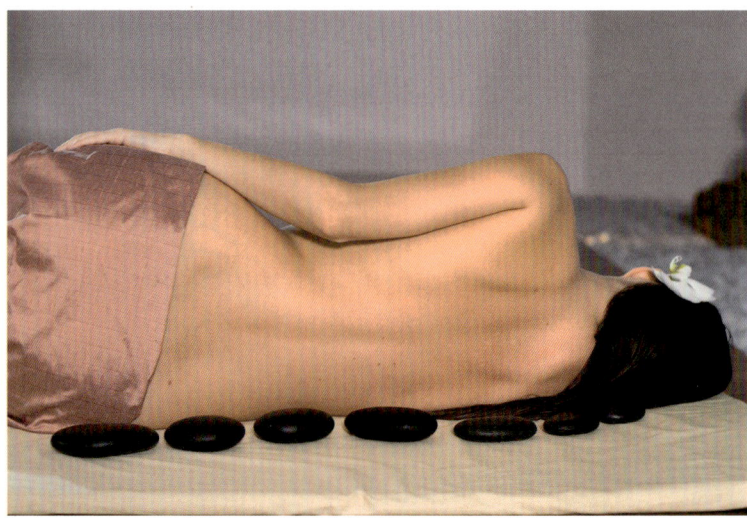

Sanft geschliffene Basaltsteine und der menschliche Körper – eine schöne Harmonie

Für wunderbar warme Hände

Geben Sie Ihrem lieben »Klienten« zwei möglichst große warme Steine in die Hände. Wenn Ihr Partner die Steine als zu heiß empfindet, legen Sie das Laken zwischen Stein und Hand, das ist eine gute Schutzschicht.

Diese Handsteine können Sie später immer wieder erneuern: Wenn Sie mit zwei Steinen massiert haben, geben Sie diese in die Hände des Partners, bevor Sie sich frisch gewärmte für die nächsten Massagestriche aus dem Wasser nehmen. So hat er immer etwas gut Warmes in den Fingern.

Die Chakra-Steine

Holen Sie jetzt die Chakra-Steine aus dem Wasser und belegen Sie Ihren Partner damit, wie auf Seite 65 gezeigt. Wenn Sie diese Steine immer mit der Ausatmung in den Körper sinken lassen, haben Sie Ihren Partner bereits mit dem bloßen Auflegen in eine tiefe Entspannung gebracht. Fragen Sie immer mal wieder nach, ob alle Temperaturen angenehm sind und ob sich Ihr Partner rundherum wohl fühlt.

Das Massieren, zuerst die Füße

Nun können Sie erst einmal selbst tief durchatmen, die erste Etappe ist geschafft. Während Ihr Partner die Wärme der Steine genießt, bereiten Sie in aller Ruhe die Massagesteine vor, legen eine Flasche Öl mit in das warme Wasser und setzen sich bequem zu Füßen Ihres Partners. Ölen Sie mit dem angewärmten Öl einen Fuß ein und nehmen Sie sich den ersten warmen Stein aus dem Wasser. Trocknen Sie ihn ab, bevor Sie damit massieren. Wenn das Laken oder Badetuch feucht wird, kann Ihr Partner leicht frösteln, wenn Sie ihn dann wieder damit zudecken.

Der erste warme Stein sollte wirklich nur angenehm warm sein, denn die Haut des Fußes muss sich erst an die Temperaturen gewöhnen. Alles, was Ihnen in der Hand zu warm ist, wird auch

Die meisten Klienten empfinden es als sehr schön, in jeder Hand einen warmen Stein zu halten, während sie massiert werden. Manche sagen, dass auf diese Weise ein noch stärkerer Kontakt zu den steinernen »Masseuren« entsteht.

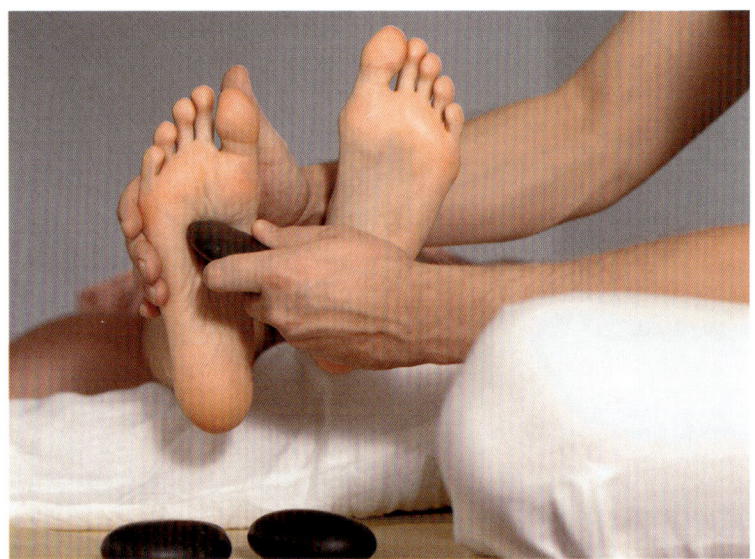

Die Fußmassage ist ein Genuss für den ganzen Körper.

Ihrem Partner nicht gefallen. Denken Sie immer dran, Ihre Hände sind relativ gut abgehärtet für Temperaturen, der Rest des Körpers ist wesentlich sensibler.

Massieren Sie die Unterseite und den Fußrücken. Wechseln Sie den Stein immer dann aus, wenn er nicht mehr richtig warm ist. Sie können ihn dabei auch unter dem Fuß liegen lassen. Fragen Sie stets nach, ob die Temperatur so angenehm ist.

Massieren Sie auch den zweiten Fuß und decken Sie dann mit dem Laken beide Füße wieder gut zu.

Die Beine

Jetzt nehmen Sie sich ein Bein vor. Wenn Ihr Partner Krampfadern hat, bitte keine Massage! Setzen Sie sich bequem hin und achten Sie auf Ihre Schultern. Ein tiefer Atemzug zwischendurch hilft Ihnen, sich selbst immer wieder bewusst zu entspannen.

Ölen Sie das Bein gut ein. Streichen Sie mit zwei warmen Steinen über die eingeölte Haut und reduzieren Sie den Druck über Kno-

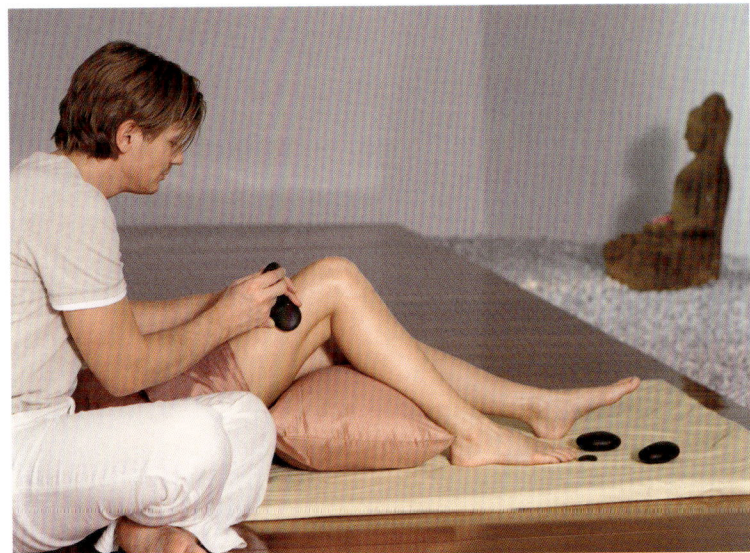

Wird mit einem Stein auf einen anderen geklopft, lösen sich tiefere Verspannungen.

chen oder Gelenken. Auf den großen Oberschenkelmuskeln können Sie sehr gut Klopfungen einsetzen. Hierfür legen Sie einen Stein flach auf die Haut und klopfen mit dem zweiten Stein darauf. Aber bitte mit Gefühl! Auch hier sollten Sie nachfragen, wie sich das Klopfen anfühlt. Sie wollen Ihren Partner ja verwöhnen und nicht quälen.

Wenn Sie das Bein massiert haben, decken Sie es wieder zu und widmen sich dem zweiten Bein. Hierfür setzen Sie sich auf die andere Seite Ihres Partners und sorgen für eine bequeme eigene Haltung. Wenn Sie mit dem zweiten Bein fertig sind, bitte wieder gut zudecken. Man kann nicht oft genug wiederholen, wie wichtig es ist, nach der Massage den behandelten Körperteil abzudecken.

Die Hände und Arme

Jetzt kommen die Arme an die Reihe, die Sie zuerst wieder einölen. Wenn Sie einen schmalen, länglichen Stein haben, können Sie diesen gut bei der Handmassage einsetzen. Drücken Sie mit

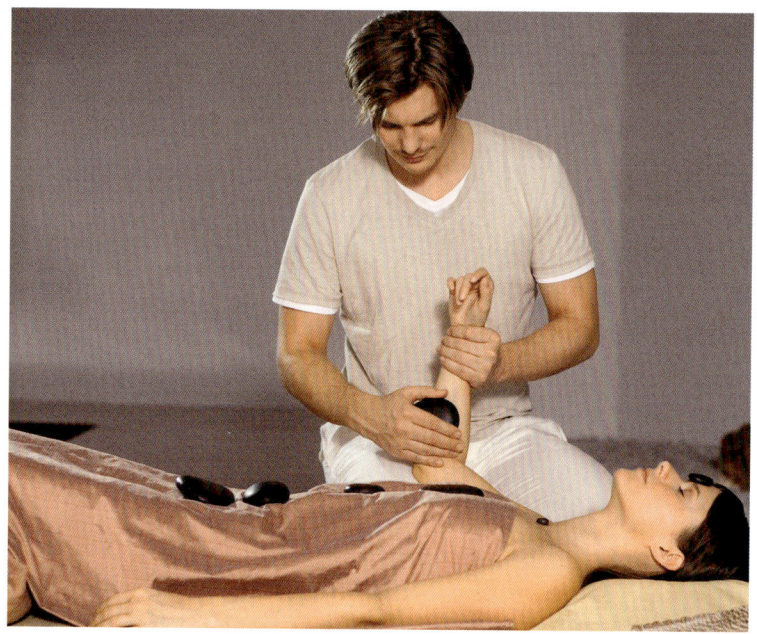

Wenn der Massierende sicher und behutsam mit dem Körper des anderen umgeht, kann sich dieser völlig entspannen und der Behandlung hingeben.

der spitzeren Seite des Steins auf die Muskeln des Kleinfinger- und Daumenballen. Probieren Sie ruhig an sich selbst erst aus, welcher Druck angenehm ist.

Für den Arm nehmen Sie am besten zwei mittelgroße Steine und gleiten mit Druck über die eingeölte Haut vom Handgelenk bis zur Schulter. Über Gelenken und Knochen reduzieren Sie den Druck deutlich.

Lassen Sie die Wärme der Steine auch einwirken, indem Sie die Steine ohne Massage einfach nur an große Muskeln halten. Der Deltamuskel am Übergang vom Arm zur Schulter ist dafür sehr dankbar. Er ist bei jeder Bewegung des Armes beteiligt und Sie können sich vorstellen, dass er sich am Ende eines Tages müde und angestrengt fühlt. Legen Sie ihm zwei- bis dreimal einen neuen warmen Steinen auf und halten Sie ihn dort fest.

Den anderen Arm behandeln Sie ebenso.

Hals und Gesicht

Setzen Sie sich jetzt oberhalb des Kopfes auf den Boden und dehnen und strecken Sie sich. Atmen Sie tief durch, gähnen Sie. Es
ist wichtig, dass auch Sie als gebender Teil gut für sich sorgen und
möglichst entspannt bleiben.

Streichen Sie mit zwei warmen Steinen einige Male über die seit-
lichen Halspartien Ihres Partners. Diese Steine können Sie dann
unter die Schultern schieben und liegen lassen. Fragen Sie nach,
ob etwas drückt.

Mit zwei frischen Steinen massieren Sie nun das Gesicht Ihres Partners. Verwenden Sie in diesem Bereich nur wenig Öl und achten
Sie darauf, dass es nicht in die Augen gelangt. Die Gesichtsmassa-
gesteine sollten nur handwarm sein. Bei geplatzten Äderchen auf
Wangen und Nase sollten Sie weder Druck noch extreme Temperaturen an diese Partien lassen.

Streichen Sie sanft vom Kinn über die Wangen, um die Augen
herum und über die Stirn. Es empfiehlt sich, mit zwei kühlen Steinen abzuschließen. Die meisten Menschen lieben kühle Steine im
Gesicht zum Schluss. Informieren Sie aber Ihren Partner, bevor Sie
die Kälte auf seine Haut bringen.

Wenn Sie sich nicht sicher sind, inwieweit Ihrem Partner die einzelnen Massageabschnitte angenehm sind, fragen Sie ruhig immer mal wieder nach.

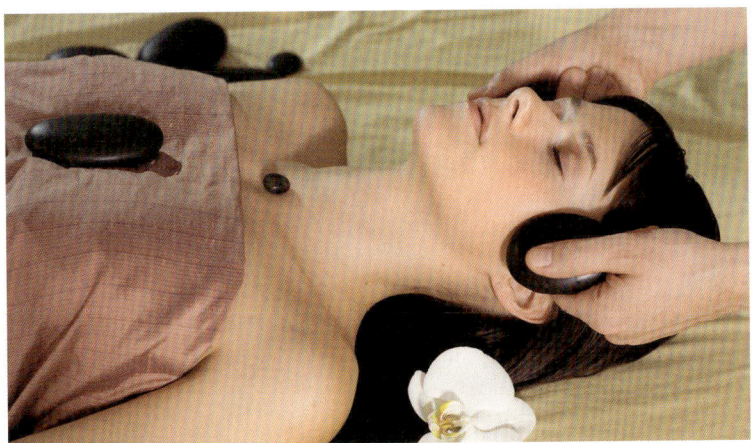

Für die Massage im Gesicht sollten Sie vorsichtig erspüren, was dem anderen gut tut.

Ein sanfter Abschluss

Wenn Sie auf die Uhr schauen, werden Sie erstaunt sein, dass bereits eine Stunde vergangen ist. Decken Sie Ihren Partner mit einer zusätzlichen Wolldecke zu und lassen Sie ihn nachruhen, solange er möchte.

Tun Sie jetzt etwas Gutes für sich. Trinken Sie eine Tasse Tee oder ein Glas Wasser, dehnen Sie Ihre Muskeln und atmen Sie tief durch. Vielleicht haben Sie Lust auf ein warmes Bad oder Sie legen einfach nur die Beine hoch und entspannen sich. Freuen Sie sich auf die Behandlung, die Ihnen Ihr Partner am nächsten Tag geben wird – denn nur so funktioniert die Partnermassage auf Dauer.

Sich gegenseitig zu massieren ist eine schöne Möglichkeit, eine Menge über den Partner und die Beziehung, aber auch über sich selbst zu erfahren.

Keine Sorge bei Schläfern!

Eine Freundin, die ihren Mann mit einer solchen Steinmassage verwöhnt hat, erzählte enttäuscht, dass ihr Mann bereits geschnarcht hat, als er auf dem Rücken-Layout lag: »Da mache ich mir die ganze Mühe und er schläft einfach ein!«

Erst als ich sie daran erinnerte, dass sie selbst ja auch bei meinen Behandlungen immer nach spätestens zehn Minuten schlief, verstand sie, dass dies ein unbewusstes Kompliment an sie war. Der Schlaf ist eben die tiefste Form der Entspannung.

Die Massage der Rückseite

Die Rückenmassage werden Sie wahrscheinlich nicht gleich im Anschluss an die Massage der Vorderseite vornehmen, es würde zu lange dauern und Sie beide zu sehr beanspruchen. Gönnen Sie Ihrem Partner also an einem anderen Tag dieses Highlight.

Die bequeme Lage

Wenn Sie den Rücken Ihres Partners massieren wollen, muss er auf dem Bauch liegen. Dafür sollten Sie wieder einige Tipps zur Lagerung beachten: Bei Menschen mit Hohlkreuz sollte ein Kissen unter

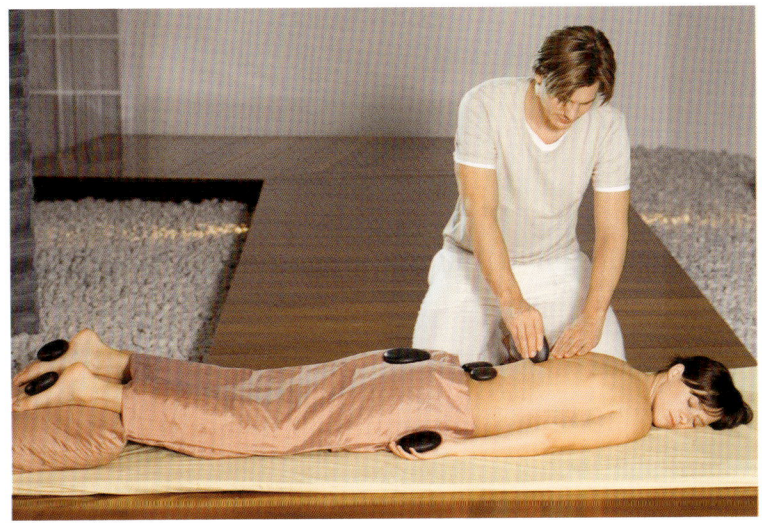

Eine bequeme Lagerung ist auch bei der Rückenmassage wichtig.

den Bauch gelegt werden. Die Füße liegen auf einem dicken Kissen oder einer zusammengerollten Decke. Der Kopf kann mit einem zusammengelegten Handtuch unter der Stirn abgestützt oder auf einem flachen Kissen zur Seite gedreht werden. Drehen Sie in diesem Fall während der Behandlung den Kopf von Zeit zu Zeit auf die andere Seite, sonst wird der Nacken steif.

Genau die richtige Wärme

Decken Sie Ihren Partner mit einem großen Badetuch zu. Sie können eine Wärmflasche auf die Füße legen, damit diese nicht auskühlen. In die Hände legen Sie jeweils einen warmen Stein. Achten Sie auch hier auf die Temperatur der Steine. Abgehärtete Hausfrauenhände sind nicht so empfindlich gegen Wärme wie sensible Computerhände!
Wenn Sie genügend Vorrat haben, verteilen Sie jetzt warme Steine auf dem Rücken. Bitte keinesfalls auf die Wirbelsäule, sondern seitlich der Wirbel auf die Muskulatur legen. Diese Steine wärmen den Rücken schon mal gut durch.

Während der gesamten Behandlung ist es wichtig, dass Ihrem Partner wohlig warm ist.

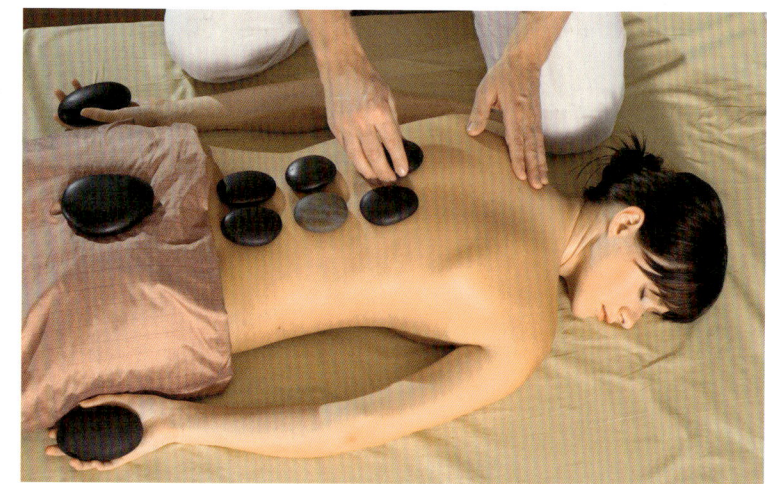

Die wohlige Wärme der Steine dringt tief in den Körper. So wirkt die Behandlung bereits, ohne dass Sie viel machen müssen.

Die Füße

Setzen Sie sich dann ans Fußende auf ein Kissen und ölen Sie die Füße Ihres Partners ein. Mit einem warmen Stein beginnen Sie die Fußmassage. Streichen Sie zuerst über die Fußsohle, um die Haut an die Temperatur zu gewöhnen und drücken Sie dann mit einem

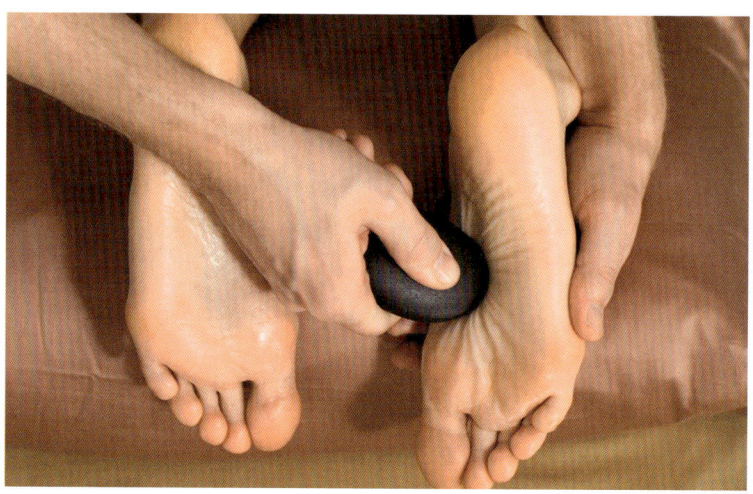

Selbst an einem relativ kleinen Körperteil wie dem Fuß erlaubt die Fantasie viele verschiedene Massagestriche.

flacheren Ende des Steins die ganze Sohle durch. Fragen Sie nach, wie viel Druck Sie aufwenden können. Manche Menschen sind sehr kitzlig an den Fußsohlen, wenn man mit den Händen massiert. Mit Steinen geht es aber meist problemlos. Massieren Sie die Füße nicht, wenn Ihr Partner zu kitzlig ist, Sie wollen ihm schließlich ein rundum angenehmes Erlebnis verschaffen!

Die Beine

Ölen Sie das Bein vom Fuß bis zum Hüftgelenk ein und streichen Sie dann mit zwei warmen Steinen über die gesamte Beinrückseite, vom Fuß bis zum Gesäß. Setzen Sie Ihr Körpergewicht ein, denn die Rückseite des Beines verträgt Druck. Nur in der Kniekehle müssen Sie den Druck unbedingt verringern.

Beachten Sie, dass Krampfadern auf keinen Fall massiert oder warm behandelt werden dürfen. Im Zweifelsfall verzichten Sie auf die Beinmassage und gehen gleich zum Rücken über. Wie bei der Massage der Vorderseite ist es auch hier wichtig, dass Sie jeden massierten Körperteil sofort nach der Behandlung gut zudecken, damit ihr Partner nicht auskühlt.

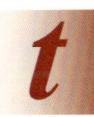

Tipp

Versuchen Sie auch, an den leisen und gar nicht immer so auffälligen Reaktionen Ihres Partners zu erspüren, was ihm besonders gut tun könnte.

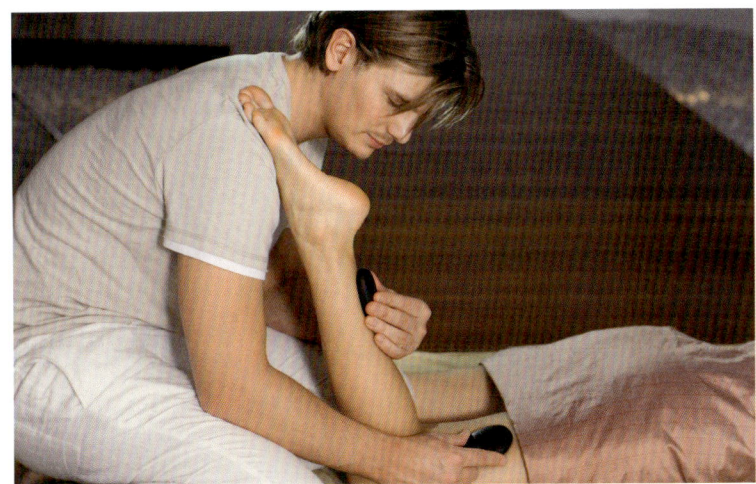

Ganz sanft und wie von selbst lassen sich beide Massagesteine führen.

Vorbereitung für die Rückenmassage

Wenn Sie den Rücken mit warmen Steinen belegt haben, nehmen Sie jetzt diese Steine einzeln ab. Jedes Mal, wenn einer der angewärmten Helfer den Körper verlässt, sollten Sie mit Ihrer freien Hand die Stelle kurz berühren. Je länger ein Stein liegt, umso störender ist es, wenn er unsanft abgenommen wird. Ein großer Stein unterhalb des Kreuzbeins, also am unteren Ende der Wirbelsäule, kann liegen bleiben und während der Massage weiter Wärme abgeben. Das fühlt sich für die meisten sehr angenehm an und stört die folgende Massage des Rückens überhaupt nicht.

Legen Sie immer wieder, auch dann beim eigentlichen Massieren, Steine zurück in den Topf mit dem warmen Wasser, sonst haben Sie bald keine »Masseure« mehr. Prüfen Sie auch, ob Sie noch einmal heißes Wasser nachgießen müssen.

Ölen Sie jetzt den gesamten Rücken ein. Legen Sie dabei die Hände flach auf die Haut und streichen Sie langsam über den ganzen Rücken, um das Öl gleichmäßig zu verteilen. Streichen Sie auch über die Flanken und die Rückseite der Arme.

Am Rücken sind viele große Muskeln, die sich auch von ungeübten Masseuren gut und unkompliziert bearbeiten lassen.

Den Rücken massieren

Unsere großen und kräftigen Rückenmuskeln müssen Schwerstarbeit verrichten, um uns den ganzen Tag aufrecht zu halten. Streichen Sie jetzt erst einmal mit zwei warmen Steinen über den ganzen Rücken, vermeiden Sie aber hierbei den Kontakt mit der Wirbelsäule. Streichen Sie neben den Wirbeln über die kräftigen Rückenstrecker. Wenn Sie am Kopfende Ihres Partners sitzen, können Sie am Nacken beginnen und Ihr Körpergewicht einsetzen, wenn Sie in Richtung Po fahren. Auf diese Weise schonen Sie Ihren eigenen Rücken und können entspannt massieren. Wenn die Steine abkühlen, sollten Sie neue nehmen.

Testen Sie mit Ihrem Handrücken zwischendurch, ob sich die Haut des Rückens erwärmt. Bei gedämpftem Licht sieht man die Hautreaktion, die erwünschte Rötung, nämlich nicht oder kaum.

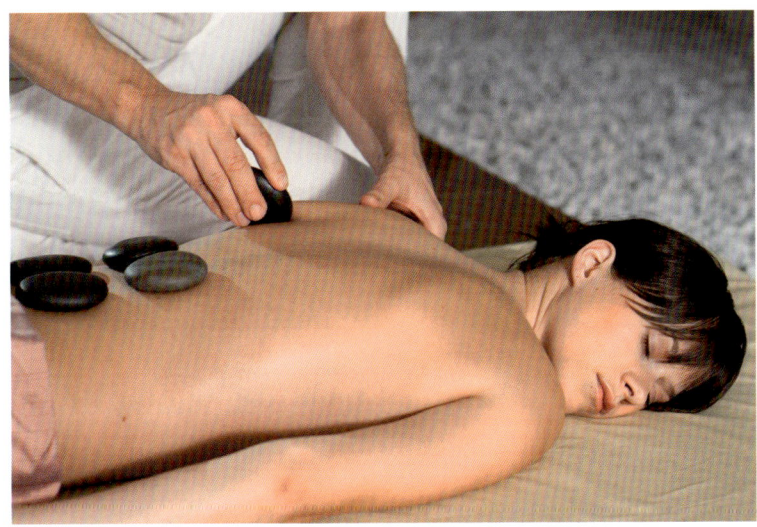

Zwischen den Schulterblättern sitzen oft Verspannungen, die sich mit den Steinen vorsichtig lösen lassen.

Verspannungen

Suchen Sie mit Ihrer Hand die verspannten oder sogar schmerzhaften Stellen am Rücken und Nacken Ihres Partners. Tasten Sie sich langsam mit Ihren Fingerspitzen voran. Ihr Partner wird Ihnen sagen können, wo sich seine »Problemzonen« befinden. Meistens sind Verspannungen im Nackenbereich, an den Schultern und zwischen den Schulterblättern zu finden. Auch der untere Teil des Rückens, oberhalb und um das Kreuzbein herum, kann angespannt sein. An diese Stellen sollten Sie einen frischen warmen Stein legen und langsam den Druck steigern. Aber Vorsicht! Immer nachfragen, ob Temperatur und Intensität angenehm sind.

Sanft mit der Kühle!

Wenn sich die verspannten Stellen erwärmt haben, können Sie einen kühlen Stein nehmen. Halten Sie ihn erst in der Hand, berühren Sie mit dem Handrücken die Haut über dem verspannten Muskel und sagen Sie Ihrem Partner, dass er einen tiefen Atemzug nehmen soll, da jetzt ein kühler Stein kommt.

Bei chronischen Verspannungen sollte man sich natürlich überlegen, einen professionellen Therapeuten aufzusuchen.

Die Kühle

Es gibt kaum etwas Unangenehmeres bei einer Entspannungs-
massage als urplötzlich, ohne vorherige Information, einen kalten Stein irgendwo am Körper spüren zu müssen. Und denken
Sie immer daran, dass Ihr Partner bewaffnet ist: Er hat schließlich
zwei Steine in der Hand!

Die meisten Menschen staunen, wie angenehm sich auch die kalten Steine auf der erhitzten Haut anfühlen.

Am angenehmsten ist der erste kühle Kontakt, wenn Ihr Partner dabei
langsam und bewusst ausatmet. Vermeiden Sie großflächige Streichungen mit dem kühlen Stein, bleiben Sie genau auf dem schmerzenden Muskel und steigern Sie dabei langsam den Druck. Nehmen
Sie nach fünf bis sechs Atemzügen den kühlen Stein weg und bringen
Sie wieder zwei warme Steine an die abgekühlte Stelle. Testen Sie mit
Ihrem Handrücken, wie sich die Hauttemperatur verändert.
Diese wechselnden Temperaturreize können Sie einige Male wiederholen. Tasten Sie zwischendurch immer wieder mit Ihren Händen und Fingerspitzen und Sie werden bald fühlen, wie die Span-
nung nachlässt.

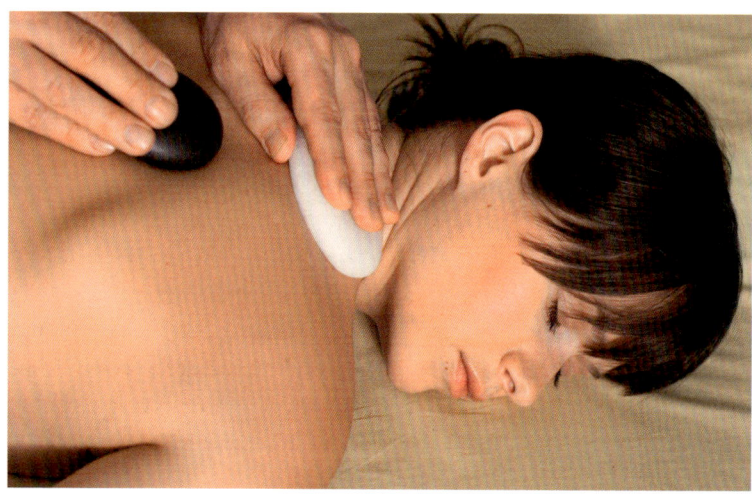

Wenn ein warmer und ein kühler Stein zugleich auf der Haut sind, ist das eine ziemliche Herausforderung für unsere Wahrnehmungsfähigkeit.

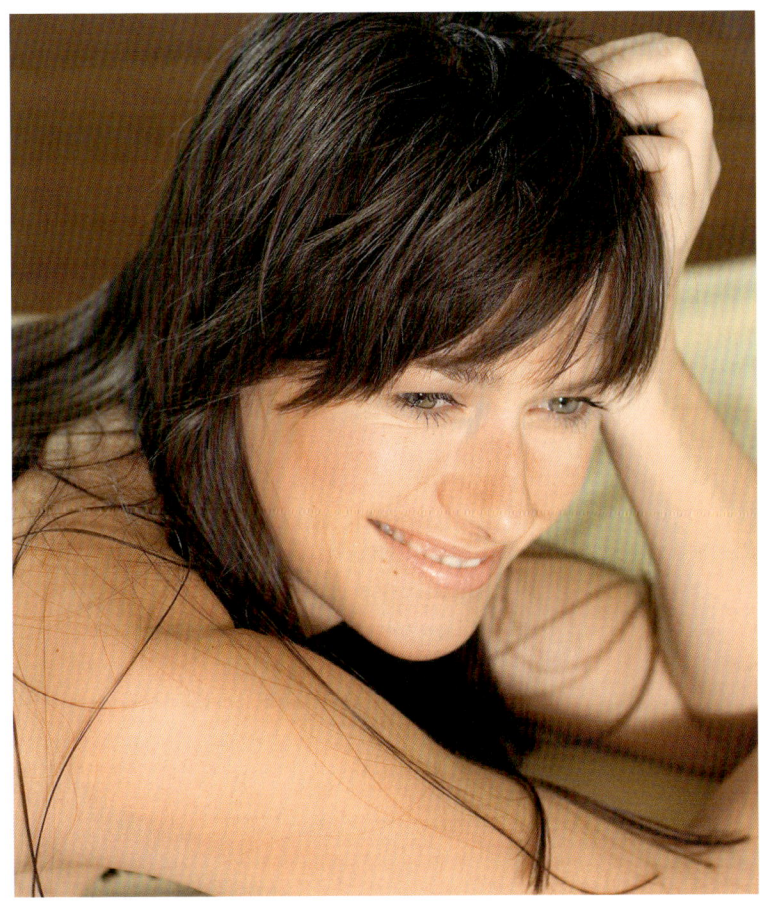

Nach einem so sinnlichen Erlebnis wie einer Steinmassage sieht man die Welt mit anderen Augen.

Zum Abschluss der Rückenmassage streichen Sie noch einmal mit zwei warmen Steinen über den ganzen Rücken. Decken Sie Ihren Partner dann zu und lassen Sie ihn nachruhen, solange er möchte. Jetzt haben Sie Zeit, auch für sich etwas Gutes zu tun. Vor allem sollten Sie sich ausgiebig dehnen und strecken, denn Ihr Korper hat in der letzten Stunde einiges geleistet. Nach der Massage sollten Sie selbst und dann auch Ihr Partner mindestens ein großes Glas Wasser trinken, um sich gut durchzuspülen.

Selbsthilfe für viel mehr Wohlbefinden!

Sie haben nun eine ganze Reihe von Möglichkeiten kennen gelernt, sich selbst und andere mit Hilfe von Steinen zu entspannen und zu verwöhnen. Wenn Sie einiges davon erst einmal ausprobiert haben, werden Sie es gar nicht mehr so erstaunlich finden, dass uns ausgerechnet Steine, die wir vielleicht zunächst einmal als hart und kalt ansehen, so viel Wohlbefinden schenken können.

Mit den Steinen haben sich schon viele Menschen Freude ins Leben eingeladen, vielleicht weil sie entspannter wurden, mehr genießen konnten und die Schönheiten der Natur und des Lebens klarer wahrzunehmen lernten.

Freunde fürs Leben

Für mich sind die Steine genau das geworden: Freunde fürs Leben! Auch vielen meiner Klienten geht es so. Sie merkten, wie sich durch die Massagen mit warmen Steinen vieles in ihrem Leben veränderte. Sie sahen die Natur mit anderen Augen, begannen, die Hilfe, die sie uns mit ihren Kräften zur Verfügung stellt, zu nutzen, und wurden nicht selten immer entspannter. Ich wünsche Ihnen, dass auch Sie mit den Steinen, die uns Mutter Erde zur Verfügung stellt, Freude, Entspannung und viel Wohlgefühl erleben werden.

Danksagung der Autorin

Allen voran danke ich meinem Mann German, der mich bei der Arbeit am Buch in jeder Hinsicht unterstützt hat und insbesondere sein reiches Wissen um die thermotherapeutischen Effekte in meine Arbeit und in dieses Buch einfließen ließ. Ich danke Diane Zilliges, die meine Gedanken erst zum Fließen und dann in eine geeignete Form gebracht hat. Meinen Klienten und Kursteilnehmern danke ich für viele wertvolle Erfahrungen und Anregungen. Und auf eine ganz besondere Weise dankbar bin ich den Steinen, die mir seit Jahren Lehrer und Freunde sind.

Kontaktadresse

Viele Informationen und eine Liste von LaStone- und Water and Stone Therapeuten finden Sie auf meiner Homepage:
www.water-and-stone.de

Hier finden Sie auch Informationen und Termine für die Ausbildung zum Therapeuten der Water and Stone Professional Stone Massage. Die professionell genutzten Basalt- und Marmorsteine können Sie auch darüber beziehen.
Sie können sich gern auch direkt an mich wenden unter:
german-sissi.schleinkofer@t-online.de

Bildnachweis

Alle Bilder stammen von Forster & Martin Fotografie, mit Ausnahme von: Corbis, Düsseldorf: U1 (Vincent Besnault), 24 (Zefa/Fendis), 71 (Zefa/Blasius Erlinger), 73 (Zefa/Ole Graf); Gettyimages, München: 76 (Altrendo Images); Jump, Hamburg: 26 (Kristiane Vey); 45 (Lars Matzen); Royalty Free: 4 (Gettyimages/Photodisc/Paul Souders), 7 (Corbis/George B. Diebold), 69 (Plainpicture/Bilderlounge); Südwest Verlag, München (Michael Nagy/Sabine Lauf)

Fotografen der Fotoproduktion: Forster & Martin Fotografie (Renate Forster und Lisa Martin/Studio Lounge), München

Leitung der Fotoproduktion: Tanja Nerger

Styling: Romy Karbjinski, München

Haare/Make-up: Giulia Thalmaier, München (c/o Agentur Phoenix)

Models: Kerstin und Michi

Wir danken für die freundliche Unterstützung:
Kokon Lifestyle Haus/München: www.kokon.com
Hess Natur Textilien GmbH www.hess-nature.com
cybèle www.cybele-lingerie.com

Impressum

3. Auflage 2018,
© 2012 by Irisiana Verlag, einem Unternehmen der Verlagsgruppe Random House GmbH, Neumarkter Straße 28, 81673 München

Redaktion:
Diane Zilliges
Projektleitung:
Sven Beier
Redaktionsleitung:
Karin Stuhldreier
Satz:
Der Buchmacher,
Arthur Lenner, München
Bildredaktion:
Tanja Nerger **Umschlaggestaltung und Konzeption:**
Geviert – Büro für Kommunikationsdesign, München
Druck und Bindung:
Neografia a.s., Martin

Printed in the Slovakia

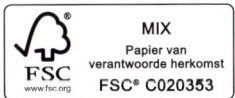

Verlagsgruppe Random House FSC® N001967

ISBN: 978-3-424-15179-4

579083970210

Register

Ebenfalls bei Irisiana erschienen

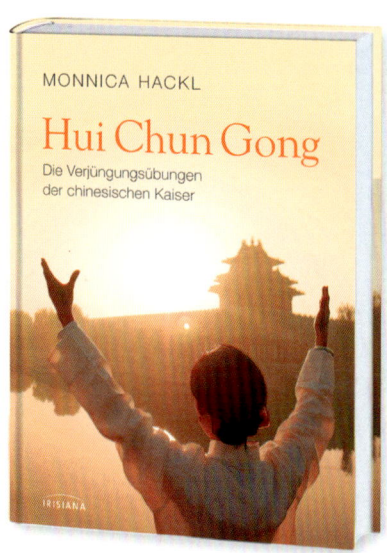

MONNICA HACKL

Hui Chun Gong

Die Verjüngungsübungen
der chinesischen Kaiser

144 Seiten mit 120 Farbfotos, Pappband
ISBN 978-3-424-15159-6

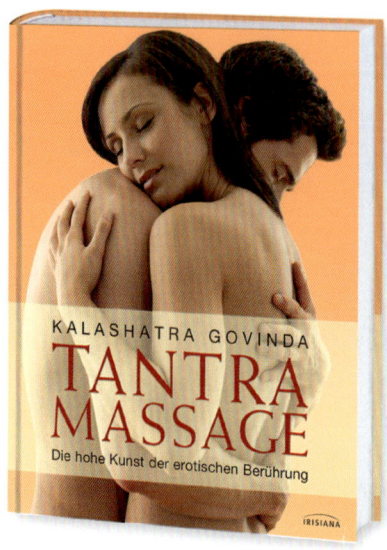

KALASHATRA GOVINDA

TANTRA MASSAGE

Die hohe Kunst der erotischen Berührung

112 Seiten mit 110 Farbfotos, Pappband
ISBN 978-3-424-15163-3

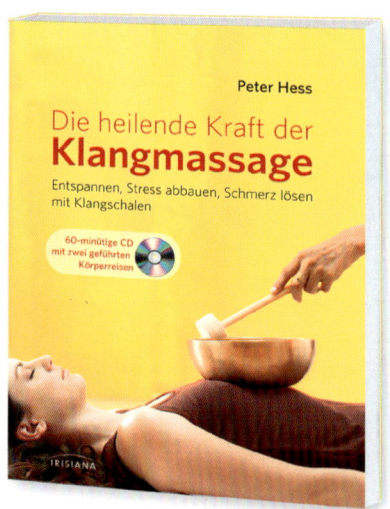

Peter Hess

Die heilende Kraft der Klangmassage

Entspannen, Stress abbauen, Schmerz lösen
mit Klangschalen

60-minütige CD
mit zwei geführten
Körperreisen

96 Seiten mit 30 Farbfotos, Klappenbroschur
ISBN 978-3-424-15175-6

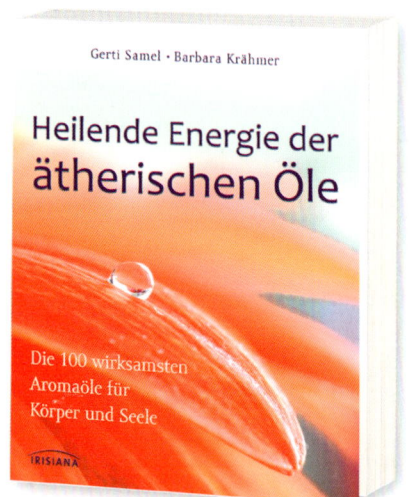

Gerti Samel · Barbara Krähmer

Heilende Energie der ätherischen Öle

Die 100 wirksamsten
Aromaöle für
Körper und Seele

232 Seiten mit 110 Farbfotos, Broschur
ISBN 978-3-424-15194-7

Mehr Infos unter **www.irisiana.de**

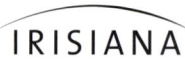
IRISIANA